乳腺超声与病理诊断

Ruxian Chaosheng Yu Bingli Zhenduan

轩维锋　徐晓红　张建兴 ◎ 主　编
王凤云　王月爱　王广珊 ◎ 副主编

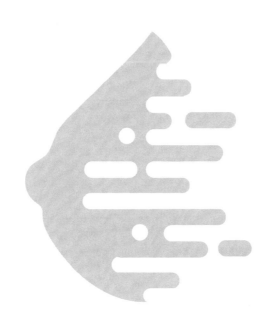

科学技术文献出版社
SCIENTIFIC AND TECHNICAL DOCUMENTATION PRESS

·北京·

图书在版编目（CIP）数据

乳腺超声与病理诊断 / 轩维锋，徐晓红，张建兴主编. —北京：科学技术文献出版社，2019.6
ISBN 978-7-5189-5469-8

Ⅰ.①乳… Ⅱ.①轩… ②徐… ③张… Ⅲ.①乳房疾病—超声波诊断 ②乳房疾病—病理学—诊断学 Ⅳ.① R655.804

中国版本图书馆 CIP 数据核字（2019）第 077463 号

乳腺超声与病理诊断

策划编辑：张 蓉　　责任编辑：张 蓉 孙秀明　　责任校对：文 浩　　责任出版：张志平

出 版 者	科学技术文献出版社
地　　址	北京市复兴路15号　邮编 100038
编 务 部	(010) 58882938，58882087（传真）
发 行 部	(010) 58882868，58882870（传真）
邮 购 部	(010) 58882873
官方网址	www.stdp.com.cn
发 行 者	科学技术文献出版社发行　全国各地新华书店经销
印 刷 者	北京地大彩印有限公司
版　　次	2019 年 6 月第 1 版　2019 年 6 月第 1 次印刷
开　　本	889×1194　1/16
字　　数	306千
印　　张	12.5
书　　号	ISBN 978-7-5189-5469-8
定　　价	118.00元

主编简介

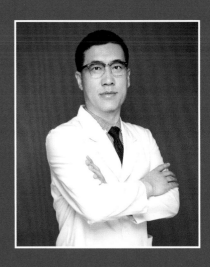

轩维锋

超声医学主任医师

工作单位

中山大学附属江门医院。

专业主攻方向

浅表器官及浅表组织超声诊断。

学会任职

广东省健康管理学会超声医学专业委员会常务委员；广东省泌尿生殖协会超声分会常务委员；广东省中西医结合学会超声医学专业委员会常务委员；广东省医疗行业协会超声医学管理分会常务委员。

专业特长

在甲状腺、乳腺少见病及疑难病方向有着深入研究，遵循超声与临床和病理相融合的诊断模式；对于浅表组织疾病超声具有独到的见解，总结并提出"定位→定性→鉴别诊断"三步走经典理论体系；在高频超声技术学和美学方面进行多年研究并积极带头在行业内推广。

学术著作

主编《浅表组织超声与病理诊断》；副主编参编《乳腺超声诊断学》。

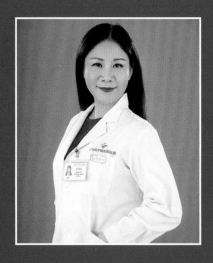

徐晓红

超声医学主任医师

主编简介

工作单位

暨南大学医学博士研究生；硕士研究生导师；广东医科大学附属医院超声科。

专业主攻方向

浅表器官超声及介入超声治疗。

学会任职

广东省湛江市医学会超声医学分会主任委员；广东省女医师协会超声专业委员会常务委员；广东省超声医学工程学会第七届理事会常务理事；广东省医学会超声医学分会第八届委员会副主任委员；广东省医师协会超声医师分会第三届委员会常务委员；中国医师协会超声医师分会第四届委员会委员；中国超声医学工程学会第七届超声心动图专业委员会委员。

专业特长

从事影像学诊断工作 30 年，精准掌握超声诊断学的理论知识和专业技能，瞄准学科前沿动态不断进取，并开展了多项新技术，在心脏、妇产、腹部、小器官、外周血管的超声诊断及介入治疗方面有较高造诣，对疑难及罕见病例具有较强的分析诊断能力，尤其擅长甲状腺癌、不同类型乳腺癌的早期诊断及肝癌的射频消融介入治疗。

学术著作

主译《Textbook of Fetal Abnormalities》；副主编参编《乳腺超声诊断学》。

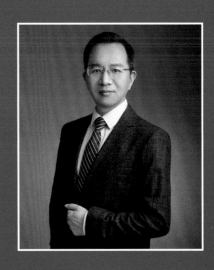

张建兴
超声医学主任医师

主编简介

工作单位

暨南大学医学博士研究生；硕士研究生导师；广东省中医院超声影像科。

专业主攻方向

浅表器官及腹部超声诊断。

学会任职

广东省中西医结合学会超声分会副主任委员；广东省泌尿生殖学会超声医学分会副主任委员；广东省医师协会超声医师分会常务委员；广东省医学会超声医学分会常务委员；广东省医疗行业协会超声医学管理分会副主任委员；海医会超声医学青年专家委员会委员；中国医师协会超声医师分会浅表器官专业委员会委员；中国超声医学工程学会浅表器官及外周血管专业委员会委员；中国超声医学工程学会仪器开发专业委员会委员。

专业特长

擅长乳腺、浅表器官诊断及介入治疗，尤其在乳腺疑难及罕见疾病诊断方面具有较高造诣，在乳腺疾病的诊断和介入治疗方面走在前沿领域，参与腹部及外周血管疾病诊断等。

学术著作

主编《乳腺超声诊断学》；副主编参编《浅表组织超声与病理诊断》；参与撰写《乳腺超声若干临床常见问题专家共识（2018 版）》和《中国介入超声临床应用指南》。

编委会名单

主　编　轩维锋　徐晓红　张建兴

副主编　王凤云　王月爱　王广珊

编　委　邓小芸　中山大学附属佛山医院

　　　　李荣岗　中山大学附属江门医院

　　　　黄伟俊　中山大学附属佛山医院

　　　　卢珠明　中山大学附属江门医院

　　　　左克扬　中山大学附属江门医院

　　　　项尖尖　浙江大学附属第一医院

　　　　轩维锋　中山大学附属江门医院

　　　　徐晓红　广东医科大学附属医院

　　　　徐辉雄　同济大学附属第十人民医院

　　　　曾红艳　南方医科大学附属花都医院

　　　　张建兴　广东省中医院

　　　　王广珊　南昌市第三医院

　　　　王庆涛　中山大学附属江门医院

　　　　王月爱　湖南中医药大学第一附属医院

　　　　王凤云　内蒙古科技大学包头医学院第一附属医院

前言 Preface

乳房健康关系着女性自身、家庭甚至整个社会的平衡。高频超声的钼靶X线摄影是最常用的乳腺影像学检查手段。基于国内女性乳腺的体积因素、致密性特点，以及整体超声检查水平的提升，高频超声已成为国内乳腺检查的首选影像学方法。

乳腺疾病病理类型复杂，超声医师需要不断更新认知以跟上病理学的最新进展。对终末导管小叶单位、肉芽肿性小叶性乳腺炎、乳腺增生症认识的不断深入，也会促进乳腺超声医师对相关疾病声像图演变规律的识别。不同类型乳腺恶性疾病的声像图表现与大体病理及显微病理密切相关，统一概述为恶性声像特点不符合目前精准医学的要求。本书总结了最新乳腺病理学分类，将乳腺癌分为导管原位癌、非特殊型浸润性癌、特殊类型浸润性癌；对导管内乳头状肿瘤及叶状肿瘤单独列出章节全面讲述；乳腺错构瘤和泌乳腺瘤在其他乳腺超声相关著作中描述较少，本书给予了细致总结。

乳腺超声检查是集临床表现、手法、思维方法及图像识别为一体的综合性判断过程。此外，乳腺超声医师对乳腺疾病的临床、病理组织学及治疗方法等知识都要储备。国内乳腺超声检查报告采取直接对接乳腺外科的模式，因此，更需要探索一套符合我国乳腺超声医师实际工作的解决方案，本书在此背景下应运而生。作者编写过程中注重科学性与实用性相结合，在参考了国内外最新指南及文献专著的同时，还结合了作者多年在实际工作中对乳腺疾病超声的体会，文中配有大量具有特征性的超声、大体病理及显微镜下图片，力求做到图文并茂，以帮助读者对疾病知识的学习和理解。

本书分为16章，共64节，约33万字，包含声像图580余幅，采用超声、临床及病理三者相结合的方式进行总结，系统地讲解了乳房正常解剖和疾病发生相关基础、乳腺超声诊断思维方法、乳房生长和发育异常、乳腺良恶性疾病、乳房术后并发症、隆胸术及乳腺超声技术学与美学，内容侧重于乳腺超声思维方法要点的总结。全书贯穿"定位→定性→鉴别诊断"思维模式，紧密结合临床，从乳腺病理角度深入认识疾病发生、发展过程中的声像图改变。本书最新颖、最实用的内容是对乳腺超声技术学与美学的总结，力求手把手地让读者快速掌握操作技巧；对乳腺超声诊断思维方法和操作手法的全面细致总结也是本书有别于其他乳腺超声著作的特色之处。

编写本书过程中，承蒙广东省中医院张建兴教授悉心审校，中山大学附属江门医院放射科左克扬主任、乳腺外科王庆涛主任对本书相关内容的科学指导，湖南中医药大学第一附属医院梁黎昕老师后期文字校对，让本书的编写工作更加完善，另外，各位编者的倾力支持也是本书得以顺利进行的最大原动力，在此一并表示衷心感谢。真诚希望我们的付出能使广大超声同仁获益，同时，书中难免存在不足和错误之处，恳请业内同道予以批评和指正！

轩维锋

2019年6月于江门

目录
Contents

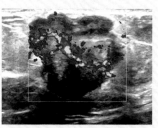

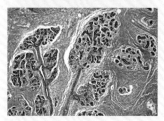

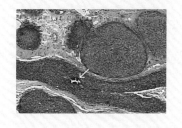

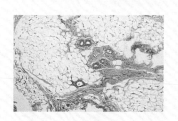

目录
Contents

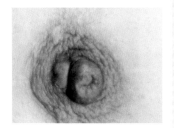

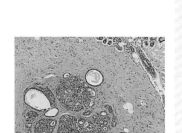

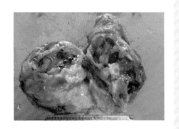

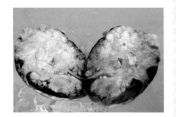

CONTENTS

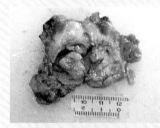

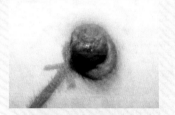

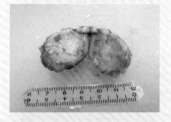

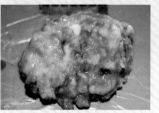

目录
Contents

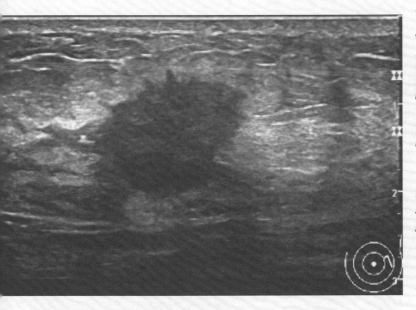

第一章 乳腺超声概述

第一节　乳腺超声发展概述

乳腺超声的发展史也是彩超仪器性能的发展提升史。伴随着国内外医学超声的不断发展，在医学影像学中超声医学逐渐形成独立学科，尤其是乳腺超声已经成为国内乳腺检查及诊断的首选方法。

乳腺超声诊断最早始于 20 世纪 50 年代初期。Wild（1951 年）、贺井敏夫（1952 年）和 Howry（1954 年）三人开始应用超声诊断乳腺疾病，被人们称为乳腺超声诊断的开拓者。但当时仪器分辨率差，探头频率低，临床价值有限，发展缓慢。

20 世纪 70 年代后期，B 型超声仪器不断改进，机械扇形扫描和电子相控阵线性扫描相继出现，使得超声图像质量得以提高。探头频率由 3.5MHz 发展到 5MHz，分辨率大大提高。此时 Wagai 及 Macridis 应用 3.5MHz 探头加水囊对腮腺进行扫查，获得成功，开创了该领域的先例。随后国内外有学者将水囊应用在乳腺超声检查中，进而改善病灶的显示。受限于仪器条件，乳腺超声能提供给乳腺临床的信息仍然有限。

1983 年日本 Aloka 公司生产了世界上第一台彩超 SSD-880，率先将彩色多普勒血流成像技术应用于心脏疾病的诊断。20 世纪 80 年代起，国内北京协和医院张缙熙教授带头开展乳腺、甲状腺等小器官疾病超声检查，随后在国内部分大型医院逐渐开展乳腺超声检查。90 年代初期，随着计算机技术、超声探头工艺的迅速发展，彩色多普勒超声及高频探头的应用迅速得到普及，促进了乳腺超声的发展。90 年代中期，高频探头频率突破 7.5MHz。此后探头频率逐步提高到 10MHz。目前高频超声探头频率在 12 ~ 18MHz，能够提供高分辨率二维图像，能清晰显示乳腺局灶性病变内部回声及边缘，进而推断肿物的生长方式（图 1-1-1）。同时还能进行敏感彩色血流信号观察，观察局灶性病变内部及周边血流分布、走行形态及血流动力学信息。对于乳腺皮下及腺体层直径＜ 5mm 病变及浅表淋巴结均能取得优异的图像，在很多方面已经超越了 MRI 应用的价值。

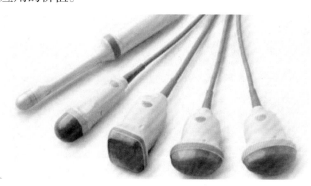

图 1-1-1　多种三维探头可供选择

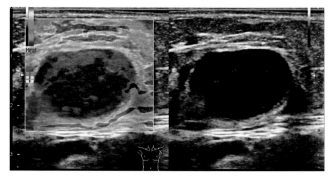

图 1-1-2　腋窝淋巴结转移癌弹性成像

随着谐波技术、弹性成像技术、图像优化及后处理技术的发展，以及实时三维超声、超声造影、血流检测能力的提高，乳腺疾病的诊断方法和手段不断加强（图 1-1-2）。二维超声获得的图像更接近病变的解剖状态，敏感的血流信息能够让超声医师了解病变内部血供改变，进而推断病变的良性及恶性特征，让医师在一定程度上推断病理诊断成为可能。超声引导下乳腺肿物穿刺活检及介入手术，慢慢为临床医师接受和认可。随着超声医师对乳腺疾病认识的不断深入及仪器的不断改进，乳腺疾病超声检查技术的优势越来越明显，已经成为乳腺疾病诊断和治疗不可缺少的重要手段。

第二节　乳腺超声发展方向

本节从国内外乳腺超声现状、国内乳腺超声医师工作特点和乳腺超声学习方法三方面进行讨论。

※ 国内外乳腺超声现状

乳腺疾病流行病学、乳腺类型和超声影像被临床的认可程度都决定着超声在乳腺筛查和检查中应用的普及程度。乳腺X线摄影（MG）是欧美国家乳腺癌筛查和诊断的首选检查方法，广泛应用于40岁以上女性的乳腺癌筛查，也是迄今为止唯一证明可有效降低乳腺癌死亡率的筛查方法。MG主要优势在于对微小钙化检出敏感，局限性在于对致密型乳腺敏感度低。在欧美国家，MG更为临床所接受，乳腺超声（US）多由技师操作完成，仅作为乳腺影像医师参考项目。中国女性乳腺多为致密型腺体，限制了MG检查的敏感度和准确性，而随着乳腺超声诊断水平的提升，更易于被中国女性接受，乳腺超声已经成为中国女性乳腺筛查和检查的首选方法（图1-2-1）。

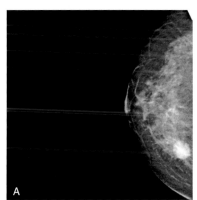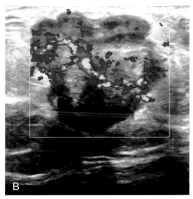

图 1-2-1　非特殊型浸润性癌 MG 及超声所见

A. MG 检查癌灶呈高密度，边缘毛刺；B. 癌灶呈极低回声，见中央型异常形态滋养血管

※ 国内乳腺超声特点

在国内的各类医疗机构中，超声医学都在独立专业进行，由具有执业医师资格的医师完成。乳腺超声医师具有独立出具诊断报告资格，具备相应资历的医师能够独立进行乳腺超声引导下穿刺活检、麦默通手术及肿瘤消融手术治疗等。超声医师和就诊患者面对面询问病史，独立操作彩超仪器，检查之后独立完成超声诊断报告。一份规范、客观、严谨的超声诊断报告，可直接成为乳腺临床医师选择后续治疗方案的影像学依据。

※ 乳腺超声发展方向

目前超声成像新技术大部分仅用于临床研究中，并未作为乳腺癌患者的常规检查，另外，在各家医院之间尚无统一的诊断标准，需进一步扩大样本量，为乳腺肿瘤诊断及治疗的评估提供更有效的方法。乳腺常规超声与临床、乳腺MG、病理相结合是可行的方向之一（图1-2-2）。乳腺超声诊断报告越接近病理级别，才能给乳腺临床诊疗提供越多的影像学依据，其对乳腺内钙化灶发生的病理机制研究及识别良恶性病

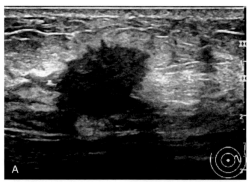

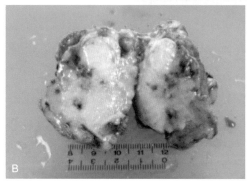 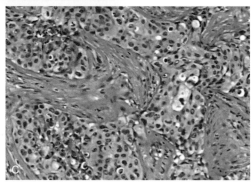

图 1-2-2　非特殊型浸润性癌超声、大体及显微镜所见

A. 肿瘤呈极低回声，边界模糊，边缘不规则；B. 术后大体呈"灰白色鱼肉样"，与周边组织分界不清；C. 镜下癌细胞所见

变都能够带来直接帮助。对乳腺非特殊型浸润性癌和特殊型浸润性癌的病理机制、大体病理和显微病理有着深刻认识，才能识别特征性二维及彩色多普勒表现。

积极参与乳腺癌多学科综合诊疗团队（multidisciplinary team，MDT），充分发挥乳腺癌 MDT 中乳腺超声医师的作用。乳腺癌的 MDT 由乳腺外科、肿瘤内科、放射治疗科、影像科和病理科等多学科医师共同参与。作为乳腺癌 MDT 中的一员，乳腺超声医师不应只满足于改善图像质量及做出影像诊断报告等常规工作，还应积极参与临床病例的分析和讨论，尽量了解临床需求，以提供更丰富、更可靠的影像学信息。临床医师与乳腺超声医师共同讨论，并根据患者的具体情况，制定合理的治疗方案。

（轩维锋　徐晓红　王广珊）

参考文献

[1] 彭玉兰 . 乳腺高频超声图谱 [M]. 北京：人民卫生出版社，2004：1.

[2] 张缙熙，姜玉新 . 浅表器官及组织超声诊断学 [M]. 北京：科学技术文献出版社，2010：125-161.

[3] 赵子杰 . 实用乳腺超声波技术、判读、鉴别诊断 [M]. 北京：人民军医出版社，2006：24-29.

[4] LAUBY-SECRETAN, BEATRICE, SCOCCIANTI C, et al. Breast-cancer screening: viewpoint of the IARC working group[J]. N Engl J Med, 2015, 372（24）: 2353-2358.

[5] 黄妮，朱才义 . 超声成像新技术在乳腺癌诊疗中的应用进展 [J]. 临床超声医学杂志，2018，20（06）：51-54.

[6] 李静，柯承露 . 乳腺影像检查方法优选及临床应用中需注意的问题 [J]. 中华全科医师杂志，2018，17（3）：167-170.

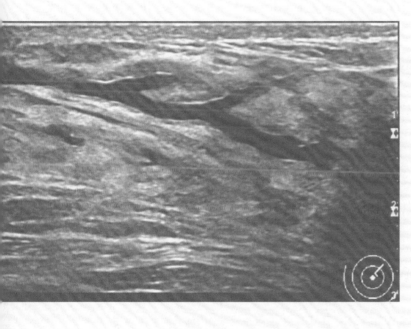

第一章　乳房正常解剖和疾病发生相关基础

乳腺是哺乳动物所共有的特征性腺体，一般成对生长，左右对称。人类仅有一对乳腺，位于胸前两侧。在胚胎发育期，乳腺起源于外胚层，是皮肤的附属腺，其结构近似于皮脂腺，而功能活动类似于大汗腺。

第一节 乳腺的发生过程

人胚胎时期，两性的乳腺发育相同。胚胎发育第 4 周时，胚胎两侧腹面出现两条表皮增厚区，称为乳腺线或乳腺嵴（mammary lines or mammary ridges）。乳腺嵴头端起自于腋窝，终止于腹股沟，其表面上皮具有向深部生长的特性。在乳腺嵴上，有多处局部增厚区，形成 6~8 对的乳腺始基（图 2-1-1）。胚胎发育第 5 周时，乳腺嵴胸段的外胚层细胞局部增生，在胚体两侧各形成一个形似凸透镜样的表皮细胞群，表皮细胞群继续增生并向深部间充质下陷生长，形成上皮细胞团，为初级乳芽（primary bud）。胚胎发育第 8 周时，乳腺嵴上乳腺始基除胸段上皮下陷继续发育外，其余部位乳腺始基逐渐消退。原始始基不完全退化或散布形成副乳腺组织（图 2-1-2），2%~6% 的女性表现为副乳头或腋窝副乳腺组织。

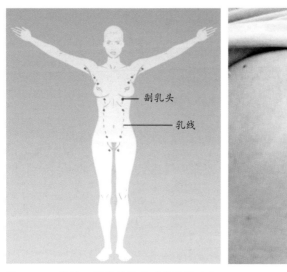 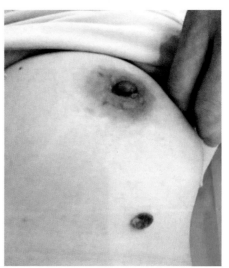

图 2-1-1 乳线、副乳头及乳腺位置示意图　图 2-1-2 左侧胸壁黑色突起为副乳头
引自：© 2014MedicineNet.inc；作者：王碧波，海口乐康体检医院

乳腺上皮细胞在前 3 个月内生长缓慢。在第 4 个月时，初级乳芽细胞向真皮下方增生并伸出许多突起，为次级乳芽（secondary bud）。第 5 个月时，次级乳芽可达 15~25 条，成为输乳管始基。每一条乳芽末端的细胞继续增生，并分支形成较小的导管，这一导管系统生长缓慢，每一条输乳管及其分支将发育构成乳腺叶。第 6 个月时，导管系统的分支发育已经完成大部分。胚胎发育第 7~8 个月时，乳芽由实心的细胞条索逐渐演变成管腔结构。当乳腺嵴上皮下陷形成初级和次级乳芽时，真皮的乳头层和网织层也随之下陷并包绕在乳芽周围，进而形成乳腺导管周围和叶间的结缔组织。第 8 个月时，乳腺表面上皮下陷形成乳凹，乳腺导管开口于乳凹。胎儿出生前后，乳凹深层的间充质局部增生，使乳凹逐渐消失，形成乳头（nipple）。乳头周围环形区域形成乳晕（areola of breast）。最后 3 个月内，由于乳腺组织对来自胎盘和母体的性激素及催乳素比较敏感，致使导管系统末端的腺泡呈分泌状态。

出生后，男性由于体内缺乏女性激素，乳腺停止发育。女性在青春期时，乳房在雌激素的作用下才逐渐形成末端乳腺管和腺泡。但由于个体差异，时间早晚不一。

第二节　乳房超声解剖

乳房由皮肤覆盖着乳腺、脂肪及支持组织构成。男性乳房发育停止在青春期状态，终生不再发育。女性乳房自青春期开始逐渐发育成熟，受孕后迅速生长，胎儿娩出后即开始分泌乳汁成为授乳器官，之后逐渐进入绝经期、老年期阶段。熟悉乳房解剖学并与超声声像图相结合，对疾病发生及病理性质推断具有重要的实际意义。

乳腺和脂肪组织是乳房结构的主体，两者合称为乳房体（body of mamma），其表面覆盖着皮肤和浅筋膜的浅层和深层。

乳腺（mammary gland）是复管泡腺，每一个乳管分支及其所属的腺泡结构构成乳腺小叶（lobules of mammary gland），其数目和大小因年龄差异而有较大变化。若干乳腺小叶组成 15～20 个乳腺叶（lobes of mammary gland），又称乳段，以乳头为中心呈辐射状排列（图 2-2-1）。每个乳腺叶有一条通向乳头的导管，称输乳管（lactiferous ducts），其下各级乳管以"二并一"方式汇入。输乳管在接近乳头处扩大成囊状，称为输乳窦（lactiferous sinus）（图 2-2-2）。窦的末端再次变细，开口于乳头。每个乳腺叶就是一个区段（segment），包括一系列导管，主要分为大导管（large ducts）和终末导管（terminal ducts）两部分。乳房的脂肪组织包裹乳腺周围并深入腺叶内，呈囊状，称为脂肪囊（adipose capsule）或乳房脂肪体（adipose body of mamma），其发育程度是决定乳房丰满程度的重要因素。

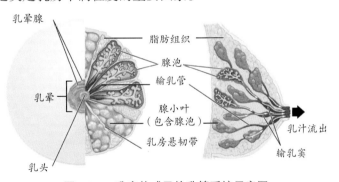

图 2-2-1　乳房构成及输乳管系统示意图

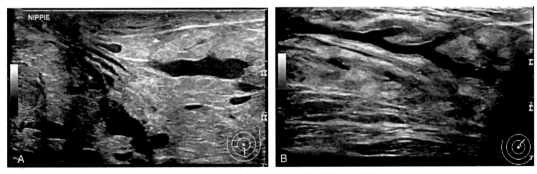

图 2-2-2　输乳管及分支（哺乳期）声像图

A.输乳管在靠近乳头附近膨大为输乳窦，乳头（nipple）；B.各级分支乳管呈"二并一"方式汇入输乳管

乳房周边皮肤稍厚，向中央逐渐变薄，乳头和乳晕的皮肤很薄，缺乏皮下脂肪，易受损伤，称为感染入侵乳腺的门户；皮肤内还含有汗腺、皮脂腺、乳晕腺、平滑肌和丰富的感觉神经末梢。乳晕内平滑肌呈螺旋状排列，收缩时可以挤压输乳窦，以促进乳汁排出（图2-2-1）。由于乳头富含感觉神经末梢，皲裂时可感剧痛。

乳房内三个主要区域包括腺体前区、腺体区和腺体后区（图2-2-3，图2-2-4）。最表层的是腺体前区（PM）或皮下脂肪。腺体前区包括皮下脂肪、Cooper韧带，在某些情况下，包含少数周边导管和小叶。大多数发生于腺体前区的病变来源于皮肤和皮下脂肪（如皮脂腺囊肿、脂肪瘤、Mondor病），但起源于腺体区的恶性肿瘤或炎症也可累及腺体前区。中间区是腺体区（MZ），其包含所有中央导管、大多数的周围导管和乳腺小叶，大多数乳腺病变起源于腺体区。最深的腺体后区（RM）一般只含脂肪和韧带，很少发生病变。然而与腺体前区一样，腺体区病变可能会继发性累及腺体后区。腺体前区通过坚韧的筋膜与腺体区分隔，浅筋膜与Cooper韧带连续。腺体后区通过类似的筋膜[深筋膜（RMF）]与腺体区分隔。因此，腺体区被包围在筋膜的浅深层之间。乳腺叶内输乳管在乳晕区呈壶腹状扩张，形成输乳窦（LS），当有乳汁或液体扩张时直径可达数毫米。

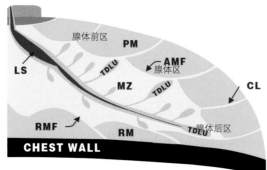

图 2-2-3　乳腺超声解剖示意图

乳房三个主要区域：腺体前区（PM）、腺体区（MZ）、腺体后区（RM）

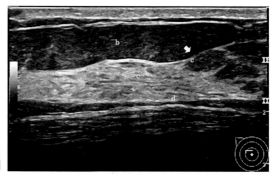

图 2-2-4　乳腺分区声像图

a.皮肤层；b.腺体前区（皮下脂肪）；c.腺体区；d.腺体后区；e.Cooper韧带，条状高回声（↑）

乳腺组织学与细胞学由实质、上皮-间质连接和间质组成。实质由乳腺各级导管和腺泡组成，腺泡为乳腺的分泌部，包括内层单层立方腺上皮细胞和基底膜嵌的一些肌上皮细胞。间质包括小叶内间质和小叶外间质。小叶内间质的结缔组织比较疏松，内含有较多成纤维细胞和脂肪细胞，毛细血管比较丰富，胶原纤维成分较少，显微镜下显示透明白色区域；小叶外间质在乳腺小叶之间可见一层比较厚的致密结缔组织，其组织结构与真皮网织层相互延续，细胞成分少而纤维较粗大，显微镜下显示淡红色区域（图2-2-5）。

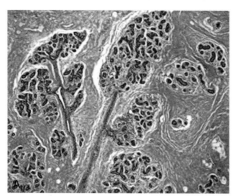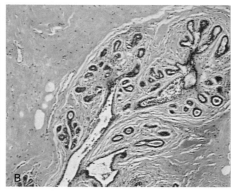

图 2-2-5　终末导管小叶单位（TDLU）显微镜下所见（HE染色）

A.大输乳管连接TDLU向前、后和主轴方向分出；B.疏松小叶内间质呈透明色，小叶外间质呈致密红染

第三节　乳房超声与病理

乳房超声与病理相结合主要涉及三个方面：TDLU与相关疾病起源关系、解剖结构与各部位病变关系、乳腺疾病病理与声像图融合分析。

※TDLU

是乳腺组织的基本单位，也是绝大多数乳腺癌和乳腺增生症的发生部位。由小叶外终末导管、小叶内终末导管与其周围腺泡共同组成（图2-3-1，图2-2-5）。TDLU连接在主叶导管，并成排分布，导管通常有五排，三排向前延伸，两排向后延伸，其中向前发出数量大于向后发出数量，前后数量比为3:2，这种解剖特征影响了小的恶性结节的超声表现。

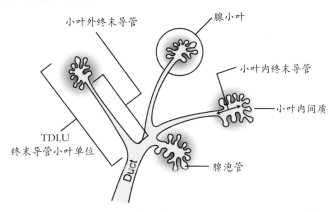

图 2-3-1　TDLU 示意图（© Behrang Amini，MD/PhD）

大输乳管分出 TDLU 小叶外终末导管长度不一样，向皮肤浅面长度大于深面（Duct 导管）

乳腺内有三种典型小叶：腺叶导管前后方小叶都是垂直位（图2-3-2a，图2-3-2b），前方小叶导管有较长的小叶外终末导管，后方则较短（图2-3-2，图2-3-3），终末小叶呈水平位（图2-3-2c）。较小体积癌的早期生长方向反映出其所起源的 TDLU 方向。起源于终末小叶的小乳癌生长方向与终末小叶长轴平行，不会出现纵横比（A/T）>1 的情况；起源于后方且因小叶外终末导管较短而发展至水平方向的主导管，在较早期短时间内 A/T > 1，而后转变为 A/T < 1；前方小叶的外终末导管较长，癌灶需要较长时间达主导管，前方小叶数量较多，其内的小乳癌停留时间较长，因此，大多数起源于前方小叶的小癌灶 A/T > 1（图2-3-4）。

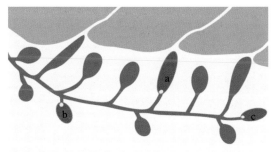

图 2-3-2　TDLU 与输乳管空间关系

a.向前方小叶；b.向后方小叶；c.与主轴平行的小叶

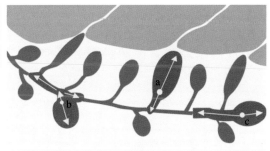

图 2-3-3　TDLU 与小乳癌方位关系

a.小乳癌长时间保持垂直；b和c.小乳癌进展方向

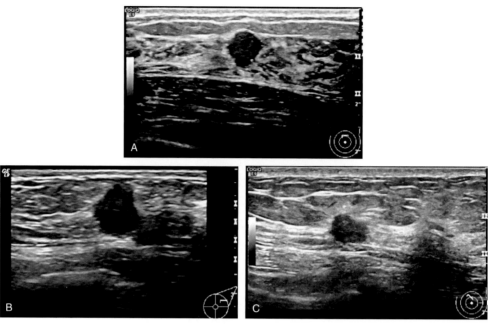

图 2-3-4　不同方位 TDLU 发生小乳癌

A. 患者女性，48 岁，起自图 4-3-3a 处的小乳癌，垂直生长；B. 患者女性，39 岁，起自图 2-3-3b 处的小乳癌，垂直生长；C. 患者女性，60 岁，起自图 2-3-3c 处的小乳癌，平行生长

※ 乳腺解剖结构和各部位主要病变（图 2-3-5）

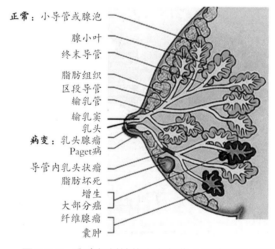

图 2-3-5　乳腺解剖结构和各部位主要病变示意图

※ 乳房疾病病理与声像图融合分析

　　超声检查过程中，我们在获取病变部位解剖层次信息的同时，可以观察其形态、回声水平、边界、伴发征象及血流多少与空间分布等信息。声像图信息与病变病理成分及血管分布形态直接对应。组织学起源于 TDLU 病变在体积小于 1cm³ 时，外形可呈"水滴形"；起自大导管病变时，可呈实性"条状""棒状"的囊性复合回声。非特殊型浸润性癌为实体性肿瘤，细胞成分为主，呈极低回声，浸润性生长，表现为边界

不清晰，侵蚀周边正常组织，因向各个方向生长速度不同，所以，肿瘤外形不规则（图 2-3-6）；乳腺黏液癌和纤维腺瘤均可表现为边界清晰，低回声伴片状无回声；黏液癌细胞分泌的黏液多积聚在癌灶中央，呈"裂隙样"无回声；而纤维腺瘤黏液样变多位于瘤体实质周边区域，呈边缘型，结合年龄及触诊质地等信息，多能清晰地分辨（图 2-3-7）。导管原位癌（DCIS）肿块型伴多发性微钙化，病理基础为区域多条终末小导管受累，癌组织沿着乳管方向呈"葡萄状"生长，管腔内出现多发性微钙化，呈簇状分布，显微镜下可见病变导管周边脉管增多，彩色血流检查可见癌灶周边扩张、扭曲的滋养血管，多角度检查可见其位于癌灶周边，而非癌灶内部，应与非特殊型浸润性癌相鉴别（图 2-3-8 ~ 图 2-3-10）。

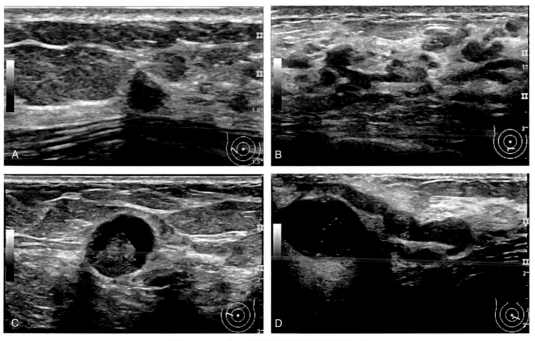

图 2-3-6 病变外形与组织学起源关系

A.患者女性，56 岁，乳腺增生症结节型，起自 TDLU，呈"水滴形"；B.患者女性，56 岁，中高级 DCIS，大乳管呈"条状""棒状"低回声；C.患者女性，66 岁，导管内乳头状瘤，呈囊实性复合体，高度扩张的乳管内壁附着低回声乳头结构；D.患者女性，47 岁，导管乳头状瘤，靠近中央区大乳管，沿走行方向的腔内充满实性低回声

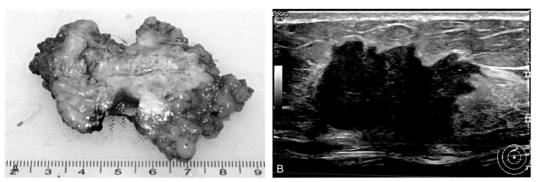

图 2-3-7 非特殊型浸润性癌，患者女性，59 岁，大体病理与声像图对比

A.大体呈灰白色，形态不规则，与周边乳腺组织分界不清晰；B.呈极低回声，外形不规则，边界不清，深部侵蚀胸肌筋膜

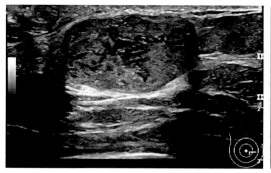 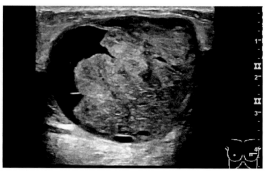

图 2-3-8　黏液癌，中央"裂隙样"改变 　　　　图 2-3-9　纤维腺瘤合并边缘型囊性变

患者女性，49岁，癌灶呈膨胀式生长，中央黏液湖　　患者女性，15岁，瘤体边缘呈"月牙形"无回声，
呈"裂隙样"改变　　　　　　　　　　　　　　　　　　包膜呈高回声

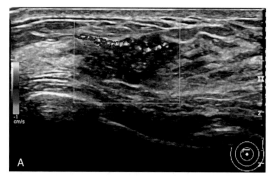 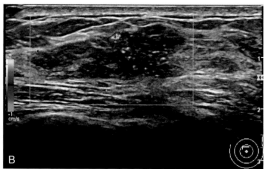

图 2-3-10　DCIS 90%，伴非特殊型浸润性癌 10%，边缘型血供，患者女性，49 岁

A. 癌灶呈肿块型，内伴微钙化，见一条粗大异形血管；B. 探头旋转 90°，异形血管位于周边，符合病
理特点

　　乳腺超声与病理相结合是精准医学的需要。将疾病声像图与病理相结合分析，可为临床治疗方案的选
择提供可靠的影像学依据，但这需要建立在检查医师对乳腺疾病声像图与病理关系具有系统化认识并反复
实践总结的基础上。

（轩维锋　王凤云　徐晓红　王广珊）

参考文献

[1] 龚西騟，丁华野. 乳腺病理学 [M]. 北京：人民卫生出版社，2009：1-5.

[2] 张建兴. 乳腺超声诊断学 [M]. 北京：人民卫生出版社，2012：1.

[3] 中国医师协会超声医师分会. 血管和浅表器官超声检查指南 [M]. 北京：人民军医出版社，2011：103-117.

[4] 李玉林. 病理学 [M]. 7 版. 北京：人民卫生出版社，2013：278-279.

[5] 朱庆莉，姜玉新，孙强，等. 乳腺癌超声征象与病理组织学类型及组织学分级的联系 [J]. 中华超声影像学杂志，2005，14（9）：674-677.

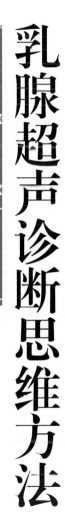

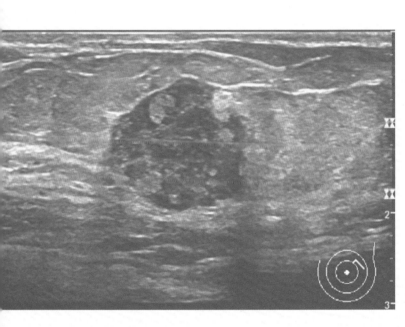

第三章 乳腺超声诊断思维方法

乳腺超声检查需要充足的临床、病理及超声基础知识储备，对仪器应用的熟练把握和调试是获得高质量和具备特征性图像的必要条件。在此基础上遵循一定的超声诊断程序，并条理清晰、内容全面，准确规范地书写超声诊断报告，为乳腺临床医师提供可靠的超声影像学依据，帮助临床医师确定和选择精准的乳腺疾病诊断及治疗方案。高频超声为国内乳腺首选检查方法，我国乳腺疾病的种类及发病特点与国外存在一定差异，因此，乳腺超声医师具备一套规范、科学、操作性强的思维方法尤其重要。乳腺超声及病理分析与临床及病理相结合是我们乳腺宝典的精髓所在，也是宝典的清新流派，有别于美国住院医师规范化培训的 B 分类模式。

第一节　乳腺超声术语

对超声术语的规范解读是乳腺超声诊断的必备基础。不同国家或医院的医师对于术语的界定和理解稍有差异。乳腺肿块（breast mass）具有三维空间和占位效应：使用二维超声，肿块应在两个不同观察断面显示；使用容积成像，应该在三个不同的观察切面显示。对肿块术语的描述应包括形态、方位、边界、边缘、回声模式、后方回声和周围组织。此外还包括钙化、结构扭曲、导管改变、腋窝淋巴结、血管模式、弹性模式等术语。本节只讨论方位、回声模式、钙化，其他术语见其他章节相关的内容。

※ 方位（orientation）

是肿块在超声影像上的独特特征。参照皮肤回声线来定义方位。国内学者用 A/T 来评估这个指标。A/T 是肿块形态的变异指标，也与肿块的生长方式相关。纵径是指与皮肤垂直肿块的最大前后径，横径是指与皮肤平行结节的最大径，二者比值称为纵横比。纤维腺瘤起源于终末导管周围的小叶内间质的纤维母细胞，典型声像长轴与乳腺腺体平面平行，A/T ≤ 1，具有清晰高回声包膜。A/T ＞ 1 对小乳癌有较高的诊断价值。当直径＜10mm 时，癌灶呈垂直性生长，即纵径＞横径，小乳腺呈垂直乳腺平面生长，而不是长轴与皮肤平面平行，呈平行性生长。随着肿块直径＞10mm 时，外形趋圆，癌灶向周边浸润生长的速度越趋于均匀（图 3-1-1）。

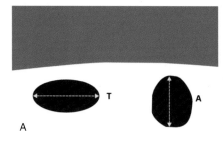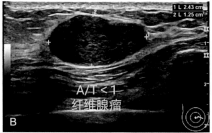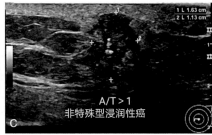

图 3-1-1　A/T 示意图

A.A/T 示意图；B.纤维腺瘤 A/T（1.25/2.43）＜1；C.非特殊型浸润性癌 A/T（1.63/1.11）＞1

※ 回声模式（echo pattern）

通过与乳腺脂肪组织比较来确定乳腺肿块的回声水平，即①无回声：乳腺囊肿内部多表现为高回声囊壁内均匀一致无回声（3-1-2A）。②极低回声：随着仪器灰阶分辨率的提升，对极低回声的分辨成为可能，回声水平介于无回声与低回声之间，乳腺癌肿块内癌细胞为癌灶的主体成分，内部缺乏回声界面（3-1-2B）。亦可见于乳腺增生症结节型。③低回声：相对于皮下脂肪组织回声略低。低回声肿块的特征是肿块整体为低回声水平（如积乳囊肿和纤维腺瘤），通过调整增益水平或观察是否有血流信号显示来与无回声囊肿相鉴别（3-1-2C）。④等回声：指和皮下脂肪组织回声相同，等回声肿块可能相对难以发现（3-1-2D），特别是在乳腺筛查时。当发现有可疑肿块时，在仔细扫查的基础上，询问病史，结合触诊、彩色血流检查及弹性成像等手段均有助于肿块的检出。⑤高回声：指回声高于皮下脂肪组织，回声差异与乳腺腺体纤维成分相关。高回声肿块在临床上较少见，在脂肪瘤中较常见但也罕见于恶性肿瘤，如癌灶内分布有较密集砂粒体时呈高回声。⑥不均匀回声：指实性肿块内部呈多种混合回声的模式。多种回声共同存在的区域（混合回声）怀疑恶性概率增高（3-1-2E），特别是当肿块形态不规则时。不均匀回声的首要条件是肿块必须是实性的，这须与囊实性复合回声相鉴别。⑦囊实性复合回声：复合性肿块含无回声（囊性）和有回声（实性）成分。囊实性复合肿块包括厚壁、厚分隔、囊内或附壁肿块及以实性为主包含囊性成分的肿块等一系列表现（3-1-2-F）。

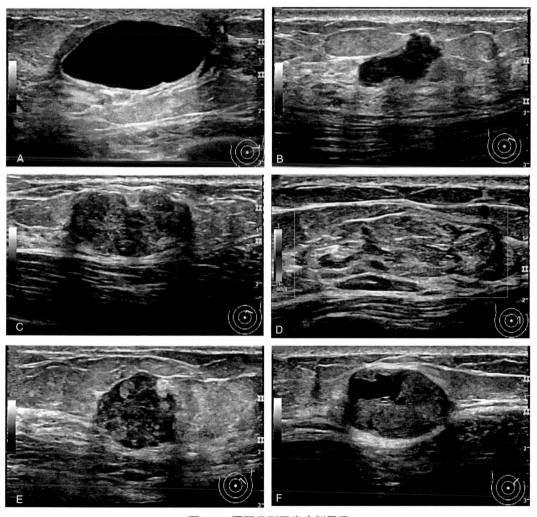

图 3-1-2 不同类型回声病例展示

A.患者女性，39 岁，乳腺囊肿，呈无回声，壁清晰；B.患者女性，70 岁，非特殊型浸润性癌，呈极低回声，边缘不规则；C.患者女性，31 岁，纤维腺瘤，呈低回声，边界清晰；D.患者女性，41 岁，乳腺增生症结节型，呈等回声；E.患者女性，70 岁，非特殊型浸润性癌，呈不均匀回声；F.患者女性，63 岁，包裹性乳头状癌，囊实性复合回声，内见乳头状低回声及无回声

※ 钙化（calcifications）

和乳腺 MG 相比，超声不易显示钙化，但可识别钙化灶，特别是在肿块内部。高分辨率探头能很好地显示导管内钙化，特别是当其位置表浅时。以钙化直径大小分为微钙化（直径 < 0.5mm）、粗钙化（直径 ≥ 0.5mm）和弧形钙化（直径数毫米）；以钙化位置分为肿块内钙化、肿块外钙化和导管内钙化；以钙化聚集程度分为单颗、稀疏散在和簇状分布（图 3-1-3）。声像图钙化呈强回声，粗大钙化和弧形钙化后方多伴声影，须与囊肿或扩张乳管内浓缩物质的强回声相鉴别，后者多伴彗星尾或漂浮在无回声中间，类似甲状腺浓缩胶质结节声像。

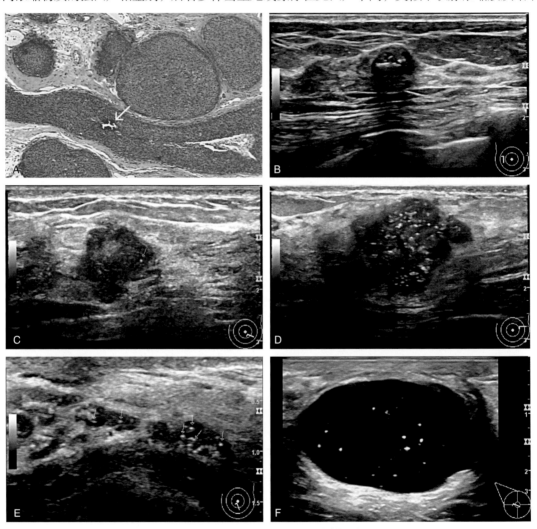

图 3-1-3　不同钙化模式鉴别诊断要点

A. 患者女性，62 岁，DCIS，导管内微钙化（↑）；B. 患者女性，53 岁，纤维腺瘤合并粗大钙化；C. 患者女性，45 岁，非特殊型浸润性癌，肿块内单颗微钙化；D. 患者女性，52 岁，DCIS，肿块内簇状密集钙化；E. 患者女性，36 岁，DCIS，位于大导管内（↑），多发性；F. 乳腺囊肿内浓缩物质，悬浮在囊液内呈强回声

第二节　超声扫查手法及要点

※ 全面扫查

遵循全面的、按步骤的扫查方式才不致遗漏病变。扫查时，各扫查切面互相覆盖，不要遗漏区域；仪

器成像需要短暂过程，故扫查速度不能过快；对于乳房基底较宽者，要适当扩大扫查区域。

※ 重点扫查

对感兴趣区进行多切面、多角度扫查，以获取不同角度图像。如恶性病变向各个方向的生长差异（各向异性），有助于显示病灶恶性特征的改变（图3-2-1）。

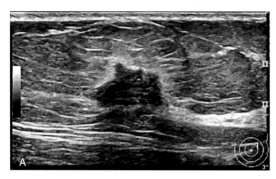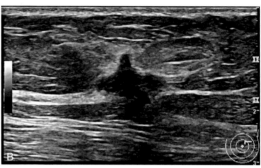

图3-2-1　非特殊型浸润性癌，患者女性，55岁，不同角度扫查

A.高频探头纵切扫查时癌灶形态，后方乳房后间隙模糊，胸肌未受侵；B.高频探头横切扫查时癌灶形态，后方乳房后间隙消失，胸肌局部受侵

※ 扫查压力适中

扫查时探头轻放于乳房皮肤上，对腺体或病变区域的压力保持适中。压力过小时，图像虚化不清晰；压力过大时，病变形态变化，血流信号会减少或消失（图3-2-2）；超浅表（深度＜10mm）或凸出皮肤表面的病变，可以在浅表肿物的表面多涂布耦合剂，利用耦合剂厚薄将肿物置于焦点水平（图3-2-3）；注意探头与皮肤之间紧密贴合，避免出现图像部分缺失。驾驭探头能力和良好习惯是获取优质图像的关键环节。

※ 注意仪器调节

根据乳房大小、病变部位大小及表浅程度选取不同频率探头；根据病变位置调节焦点位置；应用谐波成像等技术优化二维图像；调节血流标尺、仪器增益来优化彩色血流图像及血流敏感度（图3-2-4）。

※ 注意图像清晰度

清晰的二维图像是分析良、恶性病变的基础。在此基础上进行彩色血流检查及频谱多普勒分析更加客观、可靠。获取图像要以病变为中心，位于图像中央区域，同时显示周边毗邻结构（图3-2-5）。按照顺序进行二维图像、彩色血流检查、频谱多普勒分析及弹性成像等检查。

※ 多种新技术综合应用

若肿块体积较大不能单幅显示时，可应用宽景成像技术显示病变全貌，进而较准确测量并全面观察病变。应用弹性成像获取肿块硬度信息，进而判断良、恶性。超声造影能够观察病变内部微血管的分布信息（图3-2-6，图3-2-7）。

※ 注意病例资料与图像收集

对典型、特殊病例超声资料收集和其他影像及病理结果收集，能够为病例随访、总结分析、论文专著、学术交流和网络超声交流而积累大量的原始宝贵资料。

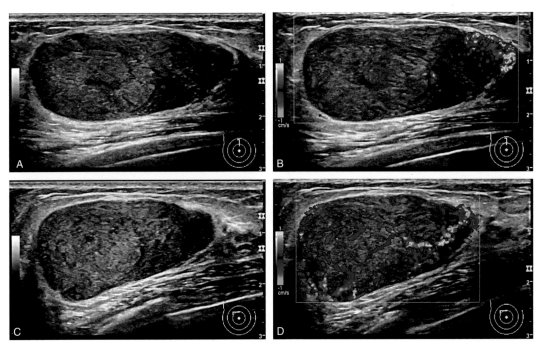

图 3-2-2　纤维腺瘤，患者女性，45 岁，探头压力变化、瘤体形态及血流变化

A.压力过大，瘤体形态扁平，包膜清晰，呈低回声；B.压力过大，仅于瘤体局部见丰富血流信号；C.压力适中，瘤体形态发生变化，包膜清晰，呈低回声；D.压力适中，瘤体内部见丰富条状血流信号，走行规则

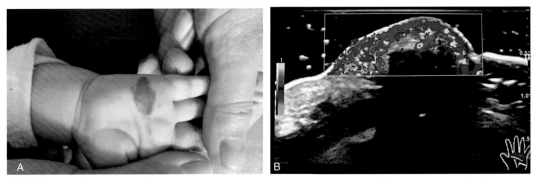

图 3-2-3　超浅表病变（深度＜ 10mm）超声检查操作要点

A.位于皮肤层表浅血管瘤，患儿女，2 个月，右侧手掌皮肤片状红斑；B.病变表面慢慢涂布厚层耦合剂，探头下降适当高度即开始检查

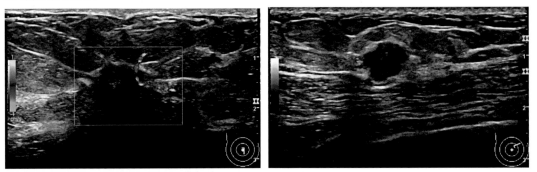

图 3-2-4　非特殊型浸润性癌

患者女性，61 岁，癌灶呈极低回声，CDFI 示穿入性异形血管

图 3-2-5　非特殊型浸润性癌

患者女性，42 岁，癌灶位于图像中央，伴高回声晕

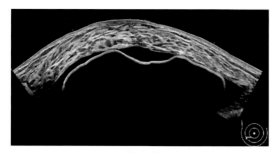 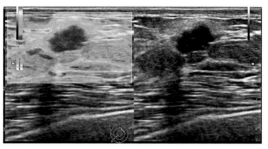

图 3-2-6　假体隆胸术宽景成像　　　　　　图 3-2-7　弹性成像
患者女性，34 岁，囊袋式隆胸术后哺乳期合并感染　患者女性，45 岁，非特殊型浸润性癌，弹性成像癌
　　　　　　　　　　　　　　　　　　　　　灶呈高硬度

第三节　乳腺超声诊断程序

　　乳腺病变分析要遵循"定位→定性→鉴别诊断"三步走，最后提示诊断性结论的程序（图 3-3-1）。通过声像图对解剖层次进行判定，以确定病变发生的位置，进而通过疾病的声像图特征来区分疾病的性质。瘤样病变主要分为良、恶性，对同图异病及未知声像图进行鉴别诊断，来提升定性诊断的信心，也能纠正定性诊断的偏差。此过程的基础在于超声解剖与临床相结合对乳腺疾病声像进行多角度综合判定，其中诊断医师解决问题的能力也至关重要。

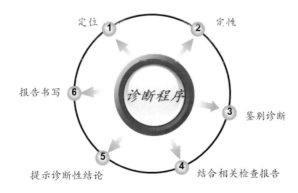

图 3-3-1　超声诊断程序流程图（"定位→定性→鉴别诊断"三步走）

※ 定位

　　是超声诊断分析的第一步，也是超声诊断的基础。不同位置、不同解剖层次的局灶性和弥漫性病变，二者的组织起源和病理类型也不同。乳腺超声解剖分为腺体前区、腺体区和腺体后区，表面被覆皮肤。高分辨率二维图像能够准确分辨皮肤、皮下脂肪层、Cooper 韧带、腺体层、乳房后间隙及胸肌层。在获取解剖层次的同时显示病变周边毗邻组织及连接结构的特点，可在对正常解剖和疾病声像图正确认识的基础上，对异常声像改变进行准确定位。瘢痕疙瘩仅累及皮肤层，局限在皮肤层而不累及皮下脂肪层；Mondor病（国内又称"胸壁硬化性静脉周围炎"或"胸腹壁血栓性静脉炎"）发生在乳房皮下浅静脉，经历血栓到再通的声像演变过程；神经纤维瘤病具有独特外观并累及皮下神经组织；中央型导管乳头状瘤位于腺体层，乳管高度扩张伴乳头状低回声；非特殊型浸润性癌灶起自于腺体层，在生长过程中，边缘浸润，呈分叶声像；胸壁结核寒性脓肿起自胸肌层，脓液量增多并向乳房后间隙和腺体后缘扩展（图 3-3-2）。

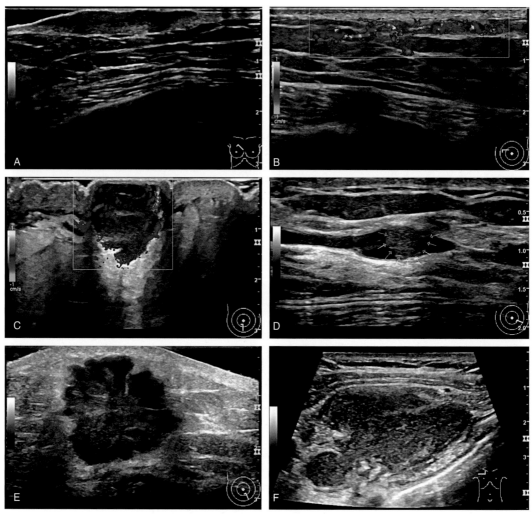

图 3-3-2　定位分析，病变位于不同解剖层次

A. 患者女性，49 岁，瘢痕疙瘩，病变位于皮肤层；B. 患者女性，55 岁，Mondor 病，脂肪层浅静脉血栓后再通；C. 患者女性，61 岁，神经纤维瘤病，瘤体位于脂肪层，边界清晰；D. 患者女性，45 岁，中央型导管内乳头状瘤，病变位于扩张乳管内部；E. 患者女性，64 岁，非特殊型浸润性癌，癌灶位于腺体层，向胸肌层及脂肪层浸润；F. 患者女性，79 岁，胸壁结核寒性脓肿，位于胸肌层，向前方扩展

※ 定性

　　不同病理类型病变的声像图表现也不同。对乳腺疾病声像改变的系统化认识是定性判断的基础。分析判断需要综合临床病史、触诊、相关影像学表现及化验指标，仅依靠看图就作出判断有时会出现较大偏差。如对 DCIS 和乳腺增生症结节型进行判断，病变回声均为结节样极低回声，边界清晰，内部丰富血供。但细节观察 DCIS 病变内部见微钙化，体表触诊呈质硬无痛性结节；而乳腺增生症结节型病变内部未见微钙化，体表触诊呈明显触痛结节，探头加压可轻度变形。结合声像图细节观察及体表触诊能判断出二者性质不同（图 3-3-3，图 3-3-4）。

※ 鉴别诊断

　　对于声像伪像、同图异病和良、恶性共有声像均需要通过鉴别诊断来完成。腺体层内假性低回声结节，通过多角度扫查可以发现其为伸入腺体层的脂肪组织。肉芽肿性乳腺炎局限性小病变和小乳癌均表现为极低回声，需要结合临床病史鉴别。此外，极低回声区分、复杂性囊肿、钙化识别、不典型癌和增生结节均

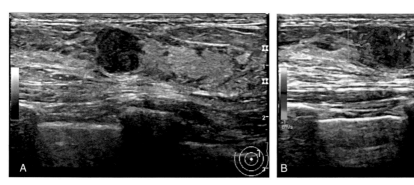

图 3-3-3　乳腺增生症结节型，患者女性，48 岁

A. 腺体层内极低回声，边界清晰，探头加压可见变形；B. 彩色血流检查极低回声，结节内部见丰富血流信号

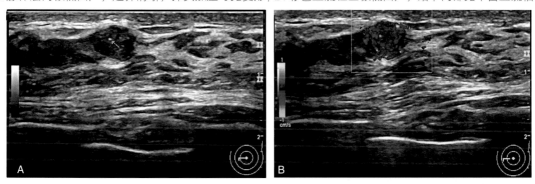

图 3-3-4　DCIS，患者女性，49 岁

A. 腺体层内极低回声，边界清晰，内见砂粒体（↑），探头加压形态无变化；B. 彩色血流检查极低回声，结节内见丰富血流信号

需要在检查过程中综合判断。疾病的临床表现、发生和发展与其对应过程中的声像图相结合，更能准确判断疾病的发生及相关临床表现，为临床治疗方案的选择提供直接影像学依据（图 3-3-5）。鉴别诊断与定位、定性同时交互进行，遵循"定位→定性→鉴别诊断"三步走步骤。

※ 提示诊断性结论

诊断结论要科学严谨，不能误导临床，科学客观的诊断结论是临床医师诊断和治疗的直接影像学依据。

※ 超声诊断报告书写

超声诊断报告是行系统超声检查后做出的总结和提示。超声诊断报告对乳腺疾病后续临床诊断和处理方案的选择具有重要价值，因此，要求具有科学性、严谨性和可参考性。目前，国内乳腺超声报告尚没有标准一致化的模板。

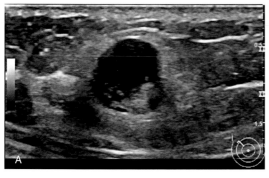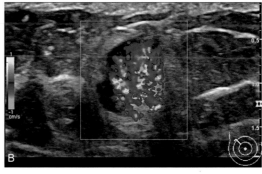

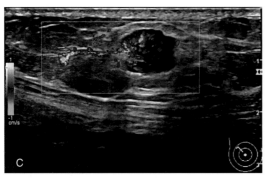
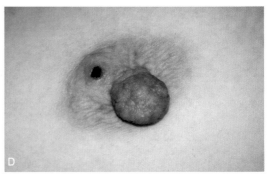

图 3-3-5　恙虫病性淋巴结炎，患者女性，53 岁

A.右侧乳房腺体层极低回声，A/T > 1，结合年龄 > 40 岁，考虑恶性可能；B.彩色血流检查呈淋巴门型丰富血供；C.多角度扫查见淋巴结门部小动脉，综合考虑腺体内淋巴结炎；D.视诊乳晕见圆形焦痂样伤口，符合恙虫病咬伤引起引流区域淋巴结炎性肿大

第四节　　与临床表现密切结合

乳腺疾病超声诊断需要紧密结合临床分析，包括外观、触诊、临床有价值病史及临床表现，必要时结合手术术式及治疗进程。超声医学是临床医学的一个新学科分支，在工作中时刻都要以临床为中心进行思考和诊断。

※ 外观

乳房发育异常及少见肿瘤性疾病都有着特征性外观改变。通过对乳房发育异常疾病外观观察，大多数情况下能做出临床诊断（图 3-4-1），在此基础上应用超声对病灶大小、回声累及范围进行评估。叶状肿瘤病变不侵及皮肤，肿瘤膨胀式生长致表面皮肤高度撑开，具有双特征性，超声重点评估叶状肿瘤处于良性、交界性还是恶性阶段。肉芽肿性乳腺炎处于脓肿期，对于乳腺外科选择脓液引流时机至关重要。乳头 Paget 病溃疡结痂很具外观特征性，应用超声重点评估其是否合并大乳管原位癌，另外，还需超声评估外周带是否有散在癌灶（图 3-4-1F）。外观确诊之后，对于更深入观察病变累及程度和范围具有指引作用。

※ 触诊

触诊是获得乳腺病变位置、硬度、活动度最便捷和直接的方法。通过超声观察，反复试验、校正，对于病变性质了解具有实用性，与触诊结合会增强超声医师对超声诊断提示的信心。非特殊型浸润性癌发生在 TDLU 结构，因乳管牵拉，触诊时移动度一般较差。不典型声像乳腺癌有时在声像图上分辨困难，但触诊时质硬肿块感会提示超声医师要观察血流信息改变。通过触诊确定病变区域、乳头溢液，从而指引超声医师去寻找病变区域的乳管内病变。结合触诊能避免遗漏不典型病变和小病变检出，提升超声医师检查的精度和准确率。

※ 临床表现

患者临床资料的获取于超声检查前和过程中同步进行。中国女性乳腺癌高发年龄在 50 岁左右，乳房单发性无痛性肿块是乳腺癌的重要临床表现，乳头溢血常见于导管内乳头状肿瘤等。认识乳房疾病临床表现是学习乳房超声的第一步，更是做好乳房超声的基础。

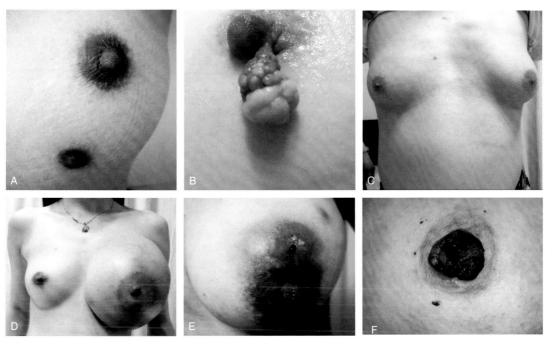

图 3-4-1　乳腺疾病外观表现

A. 患者女性，28 岁，多乳症，单侧上下两组乳头、乳晕；B. 患者女性，39 岁，乳头软纤维瘤，呈"草莓样"悬挂在乳晕皮肤表面；C. 患者男性，35 岁，男性乳房发育症，双侧乳房增大，呈女性外观；D. 患者女性，26 岁，交界性叶状肿瘤，体积巨大，皮肤绷紧；E. 患者女性，28 岁，肉芽肿性乳腺炎，外上象限皮肤暗红色伴破损，皮肤紧邻脓肿；F. 患者女性，55 岁，乳头 Paget 病，乳头溃烂、结痂，仅累及乳头表面皮肤

※ 手术方式

　　不同手术方式术后乳房超声的观察重点不同。隆胸术后主要包括注射式、囊袋式和自体脂肪三种，其中假体的形态、放置解剖层次和预后观察重点各不相同。注射式隆胸重点在于奥美定假体变性、移位及取出是否完全；囊袋式隆胸重点在于囊壁是否完整、皱缩，以及位于乳房后间隙还是胸肌层；自体脂肪隆胸重点在于观察植入脂肪是否存活、是否有液化坏死等情况。乳腺癌改良根治术后重点要观察腋窝、锁骨上下淋巴引流区淋巴结肿大情况；麦默通术后主要观察残腔形态及术后瘢痕，结合病史与恶性肿瘤鉴别（图 3-4-2，图 3-4-3）。

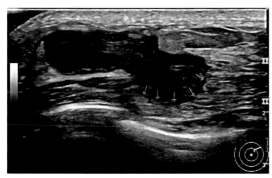

图 3-4-2　非特殊型浸润性癌，麦默通术后

患者女性，45 岁，术前考虑良性，术后残腔及被过度切割的胸肌（↑）

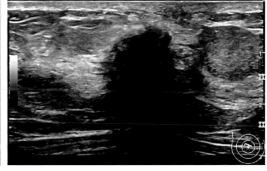

图 3-4-3　麦默通术后腺体内瘢痕

患者女性，24 岁，麦默通术后瘢痕后方衰减，类似后方衰减乳腺癌

第五节 超声诊断中必须注意的问题

※ 全面扫查乳房

针对不同体积乳房，扫查方法也可不同，但扫查时要注意全面无遗漏，探头扫查轨迹要存在一定重叠。考虑乳腺恶性肿瘤时对淋巴结引流区扫查要包括腋窝、锁骨上下及下颈部区域；观察局灶性病变时，切面要连续旋转，多角度观察病灶内部回声、血供、形态变化及其与相关结构的关系，扫查范围越广和角度越大，获得有价值的信息就会越多（图 3-5-1）。

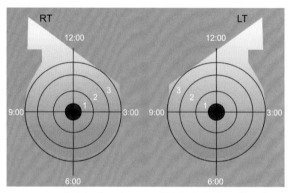

图 3-5-1 乳腺扫查四象限、时钟和内中外三带示意图

内中外带：1、2、3；LT. 左侧乳房；RT. 右侧乳房

※ 切忌主观臆断

超声医师需要遵循必要的检查步骤和诊断思维程序。切忌看图说话，须结合临床表现、查体及遵循"定位→定性→鉴别诊断"三步走步骤。

※ 了解病史及进行必要的查体

乳房疾病发生发展是一个过程，详细询问病史能让超声医师了解更多疾病发生和发展信息，必要时可以通过触诊了解病变或肿物的硬度及其与周边组织关系。

※ 报告内容科学严谨性

科学严谨的超声诊断报告才能成为临床医师诊断及治疗的影像学依据。超声医师实时客观记录乳房病变的超声影像学特征，可为患者复查提供对比信息。

※ 随访和总结

随诊能加深超声医师对疾病的认识，加强其对乳房疾病声像表现及诊断思维的再认识。对罕见疾病的超声表现应结合文献进行学习总结，找到声像图的分型特点及诊断思维要点。随诊也能拓宽超声医师的知识视野，使其对乳房超声认识逐步系统化，增强鉴别诊断及超声诊断的信心。

第六节　各种影像学诊断的优缺点及适应证

※ 超声检查（B-US）

高频超声在国内已成为乳房检查首选的方法，其主要因素包括女性乳房体积大小、高频超声普及程度和超声医学作为独立学科。此外，也包括乳腺超声的诊断价值被临床认可、简便易行、费用低廉等因素。

使用频率＞15MHz高频探头检查时，能够提供深度30mm的高分辨率二维图像和敏感血流信息的检测，而A杯和B杯乳房处胸壁厚度为12～25mm。多种超声技术的联合应用不仅能够发现绝大多数临床可触及和未触及的肿块，而且在高清二维图像引导下还能显示穿刺的位置、针道及穿刺部位有无大血管。对于乳房发育异常疾病、炎性疾病的超声诊断优势明显。对于乳房瘤样病变的良恶性区分、钙化性质识别、肿瘤血管性检测及非腺体区病变识别已经积累了丰富的超声解决方案。在隆胸术后观察假体性质、位置及是否移位简单易行。在乳腺癌术后复查引流区淋巴结操作简便准确（图3-6-1）。

高频超声诊断结果的准确性也受多种因素影响。如乳房体积过大、彩超仪器档次过低、超声医师个人经验水平等。对于DCIS单纯钙化型病例，若缺乏低回声背景且微钙化识别能力有限，需要结合钼靶X线检查。

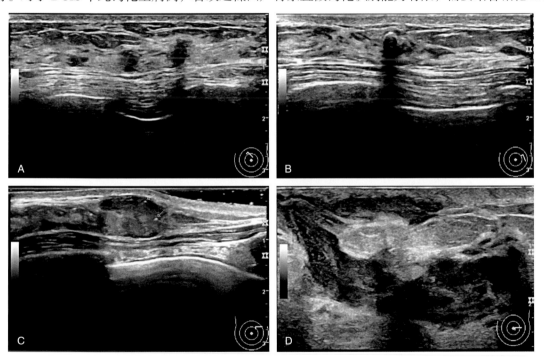

图3-6-1　超声声像图显示病变分布、回声及特征性改变

A.患者女性，44岁，乳腺增生症结节型，3个极低回声结节，乳房处胸壁厚度＜18mm；B.患者女性，53岁，乳房腺体层粗大良性钙化灶，胸壁厚度＜12mm；C.患者女性，39岁，非特殊型浸润性癌，微钙化（↑）；D.患者女性，36岁，肉芽肿性乳腺炎，窦道管样，清晰显示脓腔窦道

※ 钼靶X线检查

乳腺钼靶X线（Mammography，MG）检查主要用于乳腺的普查和乳腺癌的早期发现及诊断。X线检

查操作简单，价格相对便宜，诊断准确，对乳腺内钙化尤其是微小钙化的检出率很高，如果能熟练掌握其正确的投照技术和诊断技能，就能够对乳腺癌做出早期诊断。乳腺的检查被用于 40 岁以上女性乳腺的普查（图 3-6-2，图 3-6-3）。MG 检查在诸多方面尚存在局限性，即使在最佳摄影和诊断条件下，仍有 5%～15% 乳腺癌患者因各种原因而呈假阴性表现，如致密性乳腺、乳腺手术后、成形术后的乳腺癌或由于乳腺 X 线本身的局限性等原因亦可出现假阴性表现。MG 检查的另一个较大局限是对良、恶性病变的鉴别诊断，在美国根据 X 线普查而建议活检的妇女中只有 25%～29% 为乳腺癌，阳性预测值低是乳腺 MG 另一局限性所在。

※MRI 检查

乳腺 MRI 检查的优点：①对发现乳腺病变具有较高敏感性，特别是对 X 线平片检查较为困难的致密性乳腺、乳腺癌术后局部复发等（图 3-6-4，图 3-6-5）；②双侧乳房同时成像；③任意三维成像，可使病灶定位更准确、显示更直观；④对乳腺高位、深位病灶的显示优于 MG 片；⑤对多中心、多灶性病变的检出、对胸壁侵犯的观察及胸骨旁、纵隔、腋窝淋巴结转移的显示要优于其他检查方法；⑥可靠鉴别乳腺囊性和实性肿物；⑦行动态增强扫描，可了解病变血流灌注情况，有助于良恶性病变的鉴别；⑧无辐射性。

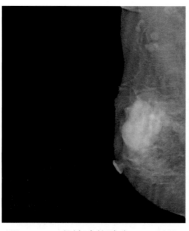 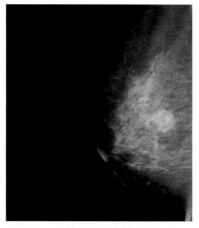

图 3-6-2　良性叶状肿瘤 MG 所见　　图 3-6-3　非特殊型浸润性癌 MG 所见

患者女性，41 岁，肿瘤呈高密度影，　　患者女性，58 岁，癌灶呈高密度，
呈分叶状　　　　　　　　　　　　　　边缘毛刺

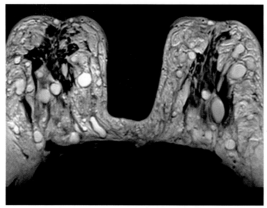 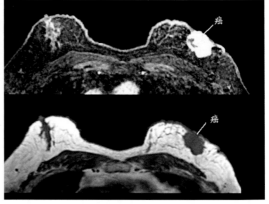

图 3-6-4　正常乳腺 MRI 平扫表现 T_1WI　　图 3-6-5　男性乳腺癌 MRI 平扫

清晰显示腺管和脂肪　　　　　　　　　　癌灶 T_2WI、T_1WI 成像

※ 乳腺导管镜检查

目前应用的乳腺导管镜是硬性纤维乳管镜，是一种通过超细光导纤维对乳腺导管腔和管壁进行观察的微小内镜设备，其由冷光源、影像监视器、影像记录器和光导纤维等组成，另配有各种型号的乳管扩张器和专用活检针。

乳管镜的观察范围是从乳头乳管开口至远端 5~6cm，插入的最大深度平均为 4.5cm，基本能满足临床要求。乳腺导管内病变包括导管内乳头状瘤、乳管扩张症、乳管急慢性炎症、乳腺癌等，这些病变在临床上均可出现乳头溢液。乳腺导管镜能够在实时直视下对乳管内壁及肿瘤进行观察，寻找乳头溢液原因及病灶，必要时活检获取病理。

乳管镜作为一种微小内视镜，可以提高乳腺导管内病变诊断的准确率，有助于研究乳腺导管内病变发生、发展及演变过程，为乳腺癌早期诊断提供新的方法。

※ 各种影像学检查述评

◆ 作为国内乳房检查的首选方法，高频超声具有用时短、简便易行、费用低廉、可短期多次反复使用等优势，在国内超声医学作为独立专业，超声医师具备丰富的经验，超声诊断与乳腺外科直接对接，均成为乳腺疾病全新的诊断和治疗模式。不足的是高频超声对以微钙化为主的 DCIS 诊断存在一定困难，此外，其受操作医师个人专业能力和知识视野影响也较大。

◆ MG 在欧美国家作为乳腺疾病首选影像学检查方法。中国女性以致密性乳腺占比高，这一因素影响 MG 对乳腺病灶识别，同时乳房体积小，该方法还会造成检查时疼痛和周边图像缺失，因此，国内临床医师和患者多选择高频超声。

◆ 同 MG 及 CT 检查对比，MRI 检查价值最大且最敏感。MRI 检查局限性：①对微小钙化不敏感，而此种微小钙化常是诊断乳腺癌的可靠依据，因此乳腺 MRI 诊断仍需结合 MG 检查；② MRI 检查相对复杂，检查时间较长，有时图像会受呼吸运动伪像干扰，影响诊断；③良、恶性病变检查时 MRI 表现存在一定的重叠。

（轩维锋　王凤云　徐晓红　王广珊　项尖尖）

参考文献

[1] 詹维伟，周建桥. 乳腺超声影像报告与数据系统解读 [M]. 北京：人民卫生出版社，2015：35.

[2] 张建兴. 乳腺超声诊断学 [M]. 北京：人民卫生出版社，2012：104-105.

[3] 轩维锋. 浅表组织超声与病理诊断 [M]. 北京：人民军医出版社，2015：104-105.

[4] 姜军. 现代乳腺外科学 [M]. 北京：人民卫生出版社，2014：104-105.

[5] 郭扬，金锋. 乳腺原位癌腋窝淋巴结微转移检测分析 [J]. 中国实用外科杂志，2009，29（5）：439.

[6] RAFFERTY E A, PARK J M, PHILPOTTS L E, et al. Assessing radiologist performance using combined digital mammography and breast tomosynthesis compared with digital mammography alone: results of a multicenter, multireader trial[J]. Radiology, 2013, 266（1）：104-113.

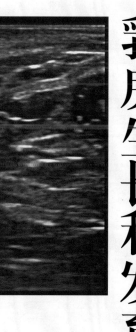

第四章 乳房生长和发育异常

乳房的发生、发育经历了胚胎期、幼儿期、青春期、性成熟期、妊娠哺乳期和老年期等不同阶段。在乳房发生过程中，多种因素可导致其发育异常或畸形；在发育的不同时期，由于各种内外因素的作用也可导致乳房生长发育异常。

第一节 多乳房症

※ 临床概述

多乳房症（polymastia）是指除正常一对乳房外，在"乳线"的其他部位形成乳腺组织者称为多乳房症，又称副乳腺（accessory breast）。

副乳腺可为一侧或双侧，以双侧多见。男女均可发生，女性多于男性，男女之比约为 1：5。女性发病率为 2%～6%。本病具有遗传性，如 Weinberg 等（1976 年）报道在一个家族两代人中，六个成年女性都有多乳房症，并认为多乳房症遗传方式为常染色体遗传。

副乳腺常位于腋窝前缘或正常乳房尾部或下方，也可见于沿着"乳线"从腋下到腹股沟的部位（如胸、腹、腹股沟、外阴等）（图 4-1-1）。根据乳腺的发育可分为完全发育性副乳腺和不完全发育性副乳腺。完全发育性副乳腺有乳头、乳晕和腺体；不完全发育性副乳腺指乳头、腺体、乳晕三者不完全组合。临床上大部分为不完全发育性副乳腺，患者仅有发育不完全的乳腺组织，无乳头、乳晕。有乳头、乳晕的完全发育性副乳腺很少见（图 4-1-2，图 4-1-3）。

在青春期前，雌、孕激素水平低，副乳腺肿块不明显，加之大多无乳头及乳晕，因此易被忽视。进入青春期后，受到激素调节，呈增生性变化，出现一系列临床表现，因此发病增多。和正常乳腺组织一样，副乳腺受内分泌激素的影响，呈周期性变化。在月经期、妊娠期和哺乳期，副乳腺可以出现肿胀、疼痛及形成肿块。多数副乳腺由于无乳头和导管系统，尽管在妊娠期、哺乳期乳腺组织增生变大，但不能实行正常的生理功能；具有乳头和导管的副乳腺和正常乳房一样，在哺乳期可有乳汁自副乳头排出。

副乳腺为灰黄色或灰白色的质韧乳腺组织，其间散在少量脂肪组织。一般大小为 1～6cm，常无包膜，与表面皮肤粘连。在某些情况下，副乳腺组织萎缩，副乳腺的腺体组织完全被脂肪组织代替，特别在缺乏乳头乳晕时可被误诊为脂肪瘤。显微镜下完全发育性副乳腺近似正常乳腺组织，可见各级导管及腺泡构成的小叶结构。

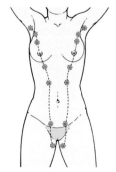

图 4-1-1 "乳线"示意图

两条"乳线"上红色乳腺始基处均可发生副乳腺

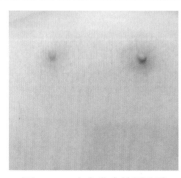

图 4-1-2 完全发育性副乳腺

患儿女，4岁，左侧单侧见双乳头乳晕

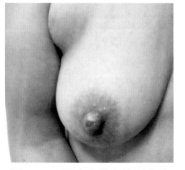

图 4-1-3 不完全发育性副乳腺

患者女性，39岁，右侧副乳腺位于腋窝前壁，无乳头乳晕

副乳腺可发生和正常乳房相同的良性或恶性病变，如乳腺增生症、腺瘤、纤维腺瘤、乳头状瘤、分叶状肿瘤和乳腺癌。当副乳腺缺乏乳头时，更容易恶变。副乳腺癌的发病率占乳腺癌的 0.3%~0.6%。主要见于女性，男性罕见。任何部位副乳腺均可以发生癌变，但主要见于腋部，临床表现为腋前区质硬，边界不清的肿块，伴腋窝淋巴结肿大。

※ 超声表现

分为腺体型和非腺体型副乳腺两类声像表现。

◆ 完全发育性或腺体型副乳腺声像图：紧邻皮下乳腺腺体组织回声，呈长椭圆形或不规则形，边界清晰，但无包膜，孤立存在，与正常乳腺组织不相连（图 4-1-4，图 4-1-5）。

◆ 非腺体型副乳腺声像图：隆起副乳腺皮下脂肪层未见乳腺腺体回声，仅见皮下脂肪层显著增厚，无局灶性病变（图 4-1-6）。此类型在术后显微镜下可见腺管及小叶结构。

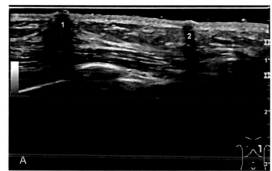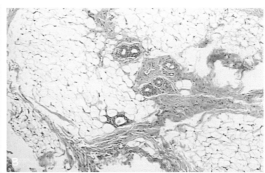

图 4-1-4 多乳房症，患儿女，4 岁，左侧胸壁上下排列两个乳头乳晕

A.两个乳晕下见结节样低回声，边界清晰，后方回声衰减；　B.手术切除 2 号乳房，显微镜下见腺管细胞环

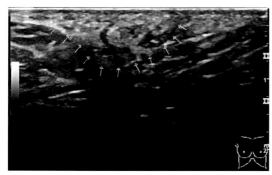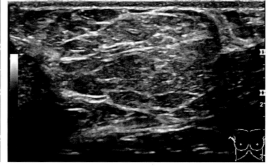

图 4-1-5　腺体型副乳腺声像图　　　　图 4-1-6　非腺体型副乳腺声像图

患者女性，25 岁，腺体呈高回声，紧邻皮下，与周边分界清晰（↑）　患者女性，34 岁，呈高回声，椭圆形，边界清晰，紧邻皮下

不同生理期的副乳腺声像表现出相应变化。月经期、妊娠期及哺乳期副乳腺可以出现和正常部位乳腺组织相同的变化，回声减低，腺体明显增生长大，其内可见单个椭圆形或"葡萄状"无回声肿块，边界清晰（图 4-1-7）；绝经期脂肪层显著增厚，腺体变薄，回声增强，甚至无法识别腺体回声。

副乳腺组织可发生与正常乳腺组织相同的疾病，如增生、囊肿、导管扩张、纤维腺瘤、导管内乳头状瘤、肉芽肿性乳腺炎及副乳癌等。乳腺增生腺体回声内可见不规则结节样极低回声结构，边界清晰，少量血流信号；囊肿则表现为圆形、椭圆形囊性无回声结构，壁清晰；纤维腺瘤为边界清晰的低回声结构，有包膜，内部可见稀少或丰富血供，走行规则；副乳腺癌罕见，声像图特征明显，表现为位于皮下垂直生长的极低回声结构，浸润性生长，内部可见簇状微钙化，伴腋窝淋巴结转移性肿大（图 4-1-8 ~ 图 4-1-11）。

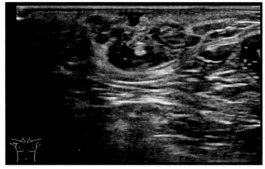

图 4-1-7 哺乳期副乳腺

患者女性，24 岁，腺体呈低混合回声，形态饱满，边界清晰

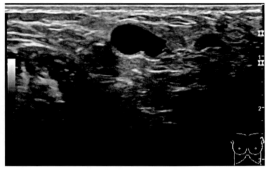

图 4-1-8 副乳腺囊肿

患者女性，41 岁，囊肿呈椭圆形囊性无回声，管壁清晰

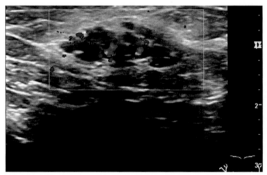

图 4-1-9 副乳腺增生症

患者女性，42 岁，腺体呈低混合回声，边界清晰，其内血供丰富

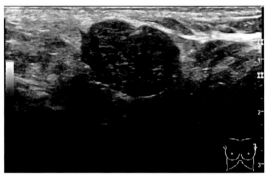

图 4-1-10 副乳腺纤维腺瘤

患者女性，34 岁，瘤体呈低回声，边界清晰，位置表浅

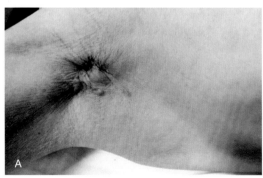

图 4-1-11 副乳腺癌，病理类型为非特殊型浸润性癌，患者女性，63 岁

A. 癌灶侵蚀皮肤，呈溃疡改变，周边皮肤向中央汇聚改变；B. 癌灶呈极低回声，形态不规则，浅面紧邻皮肤层，内见砂粒体

※ 诊断思维要点

◆ 腋窝紧邻皮下腺体样回声是副乳腺典型声像表现。

◆ 副乳腺超声诊断要将外观表现及腺体回声识别相结合进行综合分析。

◆ 腋下肿瘤周围类乳腺腺体回声及典型临床症状有助于副乳腺肿瘤的诊断。

◆ 非腺体型副乳腺更多需要从副乳腺发生部位特点和外观来判断。

※ 鉴别诊断

◆ 腋窝脂肪堆积：脂肪丰满的女性腋窝部位脂肪会均匀性增厚，脂肪层回声均匀，无局灶性病变声像。非腺体型副乳腺则具有"乳线"处，可伴随月经周期性疼痛、局灶性增厚，脂肪样高回声等临床表现及声像特征。

◆ 腋窝脂肪瘤：脂肪瘤位于皮下脂肪层内，超声声像图可表现为局部脂肪层增厚，回声与周围脂肪回声相近；或表现为偏强回声团块，内见平行线样高回声分布，不会随生理期变化而出现长大或疼痛等症状。副乳腺肿瘤周围或多或少存在类似乳腺腺体的回声，这是重要的诊断依据。

◆ 淋巴结肿大：副乳癌应与转移性淋巴结相鉴别。转移性淋巴结伴有乳腺癌等其他部位原发肿瘤，声像图表现为髓质 - 门结构部分或完全缺失。经全面检查，排除乳腺、肺、胸壁等原发恶性肿瘤引起的腋窝淋巴结转移后，应考虑副乳癌的可能。另外，转移性淋巴结位置相对深，不会累及皮肤；而副乳癌位置表浅，可突出于皮肤表面，并与之粘连，甚至破溃，质地较硬，边界不清。副乳癌还应与乳腺腋尾部癌相鉴别，后者是乳腺的延续部分，而腋窝的副乳癌与正常部位的乳腺组织无关联。

◆ 皮脂腺囊肿：为皮脂腺排泄不畅所致，位置亦表浅，鉴别要点在于前者为囊性肿物，超声声像图表现为无回声，一般无疼痛病史。若合并感染时，可有疼痛症状，超声声像图表现为内部致密点状回声。

第二节　乳房过早发育

※ 临床概述

性早熟（precocious puberty）是一种常见的儿童内分泌疾病，随着生活水平的提高，其发病率越来越高，约为 1/5000，其中女孩的发病率是男孩的 10 倍。在正常青春期启动平均年龄 2 个标准差之前出现任何第二性征成熟的征象称为性早熟。性早熟是指女孩在 8 岁前、男孩在 9 岁前出现第二性特征发育。性早熟主要可分为中枢性性早熟、外周性性早熟和部分性性早熟。

中枢性性早熟是由于下丘脑 - 垂体 - 性腺轴功能提前启动所致，性发育的顺序与正常儿童基本一致。女孩青春期发育顺序为：乳房发育→阴毛→外生殖器改变→腋毛生长→月经来潮。男孩性发育首先表现为睾丸容积增大（≥ 4ml 时即标志青春期开始）。

性早熟致乳房过早发育，临床表现多为单侧乳头下方触及盘状结节，压之疼痛，少数为双侧乳头下方触及盘状结节，家人多以乳头下方触及硬物带患儿就诊。

超声检查作为无创性手段在性早熟诊断的应用中已成为诊断常规。在确认乳房过早发育的同时，可以观察卵巢体积及直径＞ 4mm 的卵泡数目，为性早熟诊断提供影像学依据。

※ 超声表现

性早熟乳房发育表现为乳房区皮肤皮下脂肪层薄，乳头后方探及盘状低回声区，中央厚，边缘逐渐变薄，周边出现中高回声腺体层，由低回声的乳腺导管与高回声的乳腺小叶和间质组成（图 4-2-1）。彩色血流检查通常无异常血流显示，部分病例乳头后方低回声区可见少量血流信号。检查双侧卵巢有时可见卵巢体积增大，内见多个直径＞ 4mm 卵泡（图 4-2-2）。

※ 诊断思维要点

乳房过早发育的临床及超声特点：

◆ 乳房过早发育多以 8 岁前女孩发现乳头下方硬物就诊；

◆ 乳头下方探及中央到周边低回声 - 高回声过渡的腺体回声是特征性声像。

※ 鉴别诊断

新生儿乳腺生理性发育是一种乳腺组织的良性增殖。其中 60% ～ 90% 是无症状的或生理性的，可以是单侧发生，也可以是双侧发生，以双侧发生更为常见。男女婴儿都可发生。通常在出生后第一周出现，一般在 6 个月后就会自行消退，但在一些婴儿身上持续时间可能会更长一些。较少情况下，可能会有少量的乳头溢液，随着时间的推移，这些状况都可能会消失。乳头溢液有时甚至可能是血性的，是由于乳腺导管扩张所引起。超声声像图通常表现为乳头后方以低回声为主的"蜂窝状"结构或高回声结节，边界清晰。结节的中心位于乳头正后方，结节内常可见大量的小囊样结构，可呈细小"蜂窝状"改变（图 4-2-3）。彩色血流检查通常无异常血流显示。新生儿生理性发育一般可以自行消退和缓解，无须特殊处理。

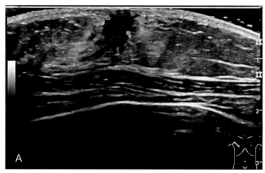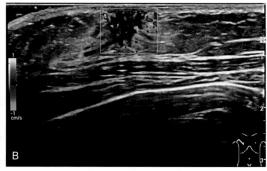

图 4-2-1 过早发育，患儿女，7 岁

A. 发育的腺体呈低回声，中央厚，边缘薄，周边出现中高回声；B. 发育腺体内部见丰富规则走行的血流信号

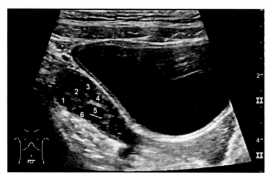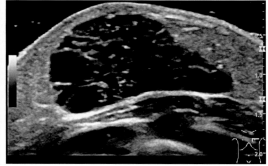

图 4-2-2 性早熟卵巢卵泡图

患儿女，7 岁，单个切面直径 > 4mm 卵泡数目 6 个

图 4-2-3 新生儿乳腺生理发育

患儿男，3 个月，乳房增大，呈"蜂窝状"无回声，边界清晰

第三节　巨乳症

※ 临床概述

巨乳症（giant breast）是指乳房体积增大，是同龄组正常乳腺的 2~3 倍以上，个别患者乳房增大可达同龄乳房的十几倍。

巨乳症的发生与乳房对雌激素的敏感度增强有关。巨乳症多见于青春期或妊娠期妇女。临床分三种类型，①青春期乳房肥大：乳房腺体、脂肪及皮肤都发育过度；②妇女型乳房肥大：乳房脂肪和皮肤都有组织增生，但腺体可有组织增生也可无；③肥胖型乳房肥大：乳房外形横宽肥大，只是脂肪增生，腺体不增生。巨乳症分单纯型巨乳症和复杂型巨乳症，后者伴发纤维腺瘤等其他乳腺疾病。

青春期女性乳房肥大症发病年龄多在 13~20 岁。乳房肥大多在月经初潮之前开始发病，乳房在 1~2 年内迅速增大，可为单侧，多数为双侧。巨乳症的乳房可重达 10 余千克，乳腺常高度下垂，可至腹股沟水平，皮肤表面静脉曲张，可有破溃和继发感染（图 4-3-1）。

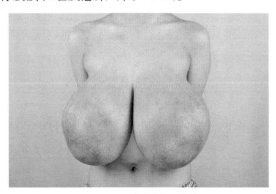

图 4-3-1　青春期巨乳症

患儿女，12 岁，乳晕显著扩大，下垂至脐水平（引自：西京医院整容美容学科专业网）

妊娠期乳房肥大症与内分泌有关，由于雌、孕激素及绒毛膜促性腺激素的作用使得双侧乳房在妊娠早期即开始迅速增大，妊娠 5~6 个月时急剧增长，一直持续到哺乳期。其发生率不到妊娠女性的 0.01%。多数为初产妇，有些可在第二、三次妊娠才发生。妊娠期乳房肥大症比青春期乳房肥大症少见。

※ 超声表现

◆ 青春期巨乳症声像图：①乳房解剖层次不清，皮肤呈平直带状回声，无明显皮下脂肪层，乳腺结构紊乱，胸壁肌筋膜显示不清；②乳房厚度远远超过正常乳房，中央区厚度可达 4~7cm，需要用腹部探头测量腺体层厚度和观察整体声像图；③腺体结构极为紊乱，皮下可见片状、网线状囊性区域，后方回声增强，呈高低回声混杂分布，类似地图版块样改变，部分区域可见相对正常的腺体回声；④不伴有腋窝淋巴结肿大；⑤合并纤维腺瘤时，表现为低回声，无包膜，边界不清晰。

◆ 妇女型乳房肥大：属成年型巨乳症，超声声像图表现与正常乳房无差异，但脂肪层及腺体层同时显著增厚，腺体层回声均匀一致。

◆ 肥胖型乳房肥大声像图：乳腺皮肤、脂肪层、腺体层和胸肌层分界清晰，回声正常，但脂肪层显著增厚是其特点。

巨乳症诊断不难，主要依据典型外观及快速增长的病史。超声检查重点在于测量腺体层厚度及有无合并纤维腺瘤等乳腺病变。文献报道超声影像能够决定巨乳缩小术蒂的设计。

第四节　男性乳腺发育症

※ 临床概述

男性乳腺发育症（gynecomastia）是指由于乳腺腺体和间质共同增生引起乳腺肥大。Rohrich 等报道男性乳腺发育症在男性群体中发生率为 32% ~ 65%，造成患者躯体和心理异常。Daniels 和 Ismail 等报道男性乳腺发育症是男性乳腺最常见的病变，可以发生于任何年龄。

男性乳腺发育症可以单侧或双侧发生。在乳晕下可见纽扣样结节性增大，大者似女性青春期乳腺，触诊质地柔软，可有压痛（图 4-4-1）。高频超声是本病的首选影像学检查方法。但本病必须和少见的男性乳腺癌相鉴别。

生理性和病理性因素均可造成男性乳腺发育。生理性因素是由于青春期或 50 岁以后内分泌失衡造成；新生儿期和青春期是短暂的，且通常是良性的。但发生在青春期前、青年期和中年期被认为是不正常的，需采用进一步的检查手段来排除乳腺癌、其他新生物或其他病理性因素的可能；病理性因素包括慢性肝病、内分泌肿瘤、药物（如抗高血压药、抗抑郁药、激素）等。

镜下可见导管周围密集的玻璃样胶原纤维增生，但更为显著的是导管的变化，导管上皮呈乳头样增生；细胞形态规则，呈柱状或立方状；很少有小叶形成（图 4-4-2）。

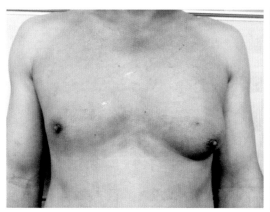

图 4-4-1　男性乳腺发育症外观

患者男性，双侧乳房增大，质地柔软，乳晕颜色较深

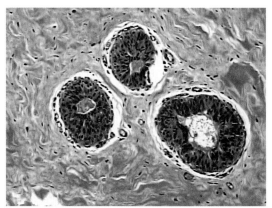

图 4-4-2　男性乳腺发育症镜下所见

镜下可见乳腺导管周围密集"玻璃样"胶原纤维增生

※ 超声表现

◆ 二维超声：男性乳腺发育时，乳腺局部腺体组织增厚，表现为以乳头为中心呈"扇形"或略偏向一侧的肿块回声，在超声检查时局部加压可有轻压痛。超声声像图可分为三型。

➢ Ⅰ型为女性乳腺型：腺体范围较广，内部回声与女性正常乳腺组织回声相似，与后方胸肌有明显清晰分界（图 4-4-3）。

➢ Ⅱ型为结节型：呈椭圆形或扁平状团块，多呈低回声，中央呈细线样、带状纤细高回声，回声不均匀，边界多不规则（图 4-4-4）。

➢ Ⅲ型为树根型：增大的乳腺组织呈弥漫性低回声，呈"扇形"向乳头汇聚（图 4-4-5）。

◆ CDFI：在低回声腺体内可见条状规则走行的血管，有时能探及丰富血流信号。

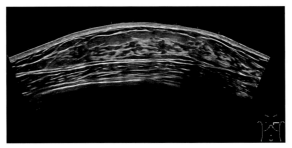

图 4-4-3　Ⅰ型女性乳腺型

清晰分辨脂肪层、腺体层及胸肌层，类似女性乳腺腺体回声

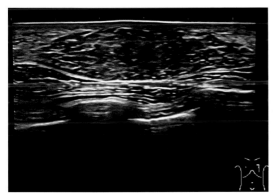

图 4-4-4　Ⅱ型结节型

结节样乳腺组织回声，边界清晰

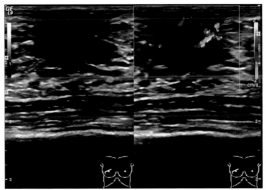

图 4-4-5　Ⅲ型树根型

腺体呈"扇形"向乳头汇聚，CDFI 示腺体内血供丰富

※ 诊断思维要点

男性乳腺发育症临床及超声特点：

◆ 乳晕下方触及柔软似乳腺组织肿块，有压痛，可与男性乳腺癌鉴别；

◆ 超声表现分女性乳腺型、结节型和树根型三种类型，无包膜，无肿瘤声像依据。

※ 鉴别诊断

男性乳腺发育症与女性乳腺早期发育相类似，超声容易确诊。

（轩维锋　王凤云　王月爱　王广珊）

参考文献

[1] 龚西騟，丁华野. 乳腺病理学 [M]. 北京：人民卫生出版社，2009: 121.

[2] 同济医科大学病理教研室，中山医科大学病理教研室. 外科病理学 [M]. 2 版. 武汉：湖北科学技术出版社，1999: 512.

[3] FRANCONE E, NATHAN M J, MURELLI F, et al. Ectopic breast cancer: case report and review of the literature[J]. Aesthetic Plast Surg, 2013, 37（4）: 746-749.

[4] 张建兴. 乳腺超声诊断学 [M]. 北京：人民卫生出版社，2012: 40-44, 47-49.

[5] 朱东升，吴志华，徐忠华，等. 不同生理时期腋下副乳腺的超声诊断研究 [J]. 南昌大学学报（医学版），2010, 50（6）: 33-35.

[6] 荣雪余，朱强，马腾，等. 腋下副乳腺肿瘤超声表现特征 [J/OL]. 中华医学超声杂志（电子版），2015, 12（10）: 778-781.

[7] VAL-BERNAL J F, GONZALEZ-VELA M C, DE GRADO M, et al. Sclerotic fibroma（storiform collagenoma）-like stroma in a fibroadenoma of axillary accessory breast tissue[J]. J Cutan Pathol, 2012, 39（8）: 798-802.

[8] 郑郁，母义明. 性早熟的治疗进展 [J]. 临床内科杂志，2014, 31（6）: 368-371.

[9] 秦映芬，沈寒蕾，黄松，等. 巨乳症的临床与病理学观察 [J]. 临床与实验病理学杂志，2004, 20（3）: 292-294.

[10] 彭玉兰，魏兵，庄华，等. 青春期巨乳症超声和病特征对比研究 [J]. 中华超声影像学杂志，2005, 14（2）: 128-130.

[11] 轩维锋. 浅表组织超声与病理诊断 [M]. 北京：人民军医出版社，2015: 91-92.

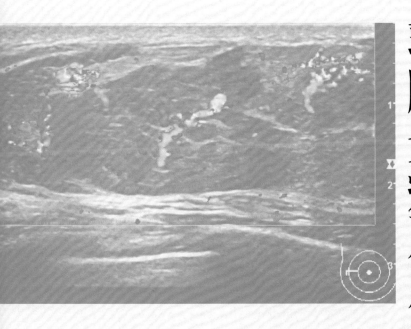

乳腺超声与病理诊断

第五章 乳腺炎症及反应性疾病

乳腺炎症性病变（inflammation of breast）种类多样，包括化脓性炎症、非化脓性炎症、特殊感染性病变（如结核）等。全身疾病（包括代谢性、免疫性、感染性等）都可以累及乳腺部位的腺体、结缔组织、间质血管等，引起乳腺相应病变。此外，乳腺瘤样病变包括脂肪坏死和隆乳剂性假瘤等反应性疾病，在此一并论述。

第一节　急性化脓性乳腺炎

※ 临床概述

急性乳腺炎（acute mastitis）是发生于产后哺乳期妇女乳腺的化脓性炎症，尤以初产妇最多见。但其他时期的妇女，包括妊娠期、非妊娠期和非哺乳期也可以发生急性化脓性乳腺炎。

哺乳期排乳不畅、乳汁淤积伴细菌感染是导致急性乳腺化脓性炎症发病的主要原因，其他因素（如产后免疫力低下、婴儿吸吮引起乳头表皮损伤等）是急性化脓性乳腺炎的诱发因素。致病菌多为金黄色葡萄球菌和链球菌（图 5-1-1）。

患者起病时可有寒战、高热、脉率加快等急性感染性症状，血常规显示白细胞计数明显增高及核左移。早期乳房胀痛，患处出现压痛性硬块，如果病变位置表浅，局部皮肤有红、肿、热、痛感。随着炎症进一步发展，疼痛性肿块逐渐变成液化性包块，局部症状缓解，同侧腋窝淋巴结肿大，并有压痛。

急性化脓性乳腺炎一般不做乳腺活检或切除手术。显微镜下基本改变为软组织急性化脓性炎。

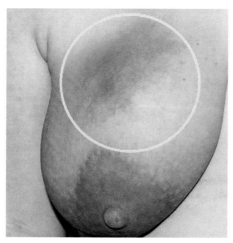

图 5-1-1　急性乳腺炎外观

黄色圆圈内皮肤红色、肿胀、疼痛、触诊拒按

※ 超声表现

◆ 二维超声：急性乳腺炎在早期表现为疏松结缔组织炎时，声像图无特异性，应用抗生素治疗后可以消退。伴随炎症进展，病变区乳腺组织增厚，边界不清，内部回声一般较正常为低，内部回声不均，探头加压局部有压痛（图 5-1-2A）。少数病例呈轮廓不规则的较高回声区，内见点状回声分布不均。常伴有腋窝淋巴结肿大，但结构正常，可见髓质高回声。

◆ CDFI：炎性区域内部可见明显增多血管分布，血流色彩明亮，走行无扭曲（图 5-1-2B）。伴有腋窝淋巴结肿大时可见丰富淋巴门型血流信号，血管分支呈"羽毛状"。

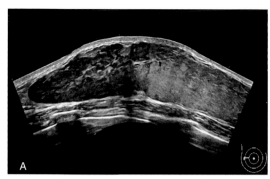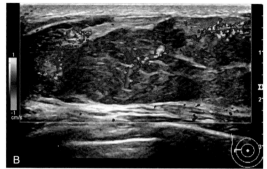

图 5-1-2 急性乳腺炎，患者女性，25 岁，哺乳 1 个月，乳腺红肿、疼痛伴有肿块

A. 外象限近边缘区域乳腺组织回声减低不均，边界清晰；B. CDFI 检查炎性区域内见丰富扩张血管，走行规则

※ 诊断思维要点

◆ 年轻初产妇哺乳期及明确乳腺外伤史是急性乳腺炎诊断线索；

◆ 在触诊疼痛或外观红肿区域检查容易尽快发现炎性病灶区域；

◆ 同侧腋窝伴发淋巴结炎性肿大声像。

※ 鉴别诊断

本病结合病史、典型临床表现和声像图改变，一般无须鉴别诊断。

第二节 乳晕下脓肿

※ 临床概述

乳晕下脓肿（subareolar abscess）是一种罕见的炎性疾病。1951 年 Zuska 报告 5 例，后被命名为 Zuska 病，常由乳头破损引起，病因不明，多有吸烟史，推测可能与吸烟或乳头先天性畸形有关。

多发生在非哺乳期，年龄 15 ~ 60 岁，发病部位在乳管开口处（输乳管、乳窦处），由于其病变为乳腺导管上皮鳞化，形成角栓，阻塞导管开口，分泌物淤积致导管扩张，形成乳晕下脓肿，最终形成乳窦部的导管瘘（图 5-2-1A）。临床表现为乳晕下肿物，有疼痛和红斑，多数为双侧性，部分患者有黏稠的乳头分泌物，病变可反复发作，不易治愈，常有乳管瘘形成。

病理组织学上，大体病变为灰红、灰白相间，界限不清，切面可见大小不一、扩张的管腔，有脓性分泌物。显微镜下可见乳晕下局部间质内形成小脓肿，并可见脓腔下方炎性肉芽组织形成，乳头部大导管扩张，鳞状上皮化生，内充满红染无结构分泌物、脱落的上皮细胞、泡沫细胞和炎性细胞（图 5-2-1B）。

※ 超声表现

典型超声声像图表现为紧邻乳晕皮下呈低无回声，边界清晰，多呈倒"△"形。中央脓液量较多时，可见密集点状低回声，探头加压可流动。当脓液破溃流出时，呈不均匀性低回声，边界模糊不清。CDFI 检查多可见炎性病变低无回声区丰富血流信号，呈"火焰状"改变。脓液量多时，脓腔内无血流信号，周边则可见丰富血流信号包绕（图 5-2-1C，图 5-2-1D，图 5-2-2）。

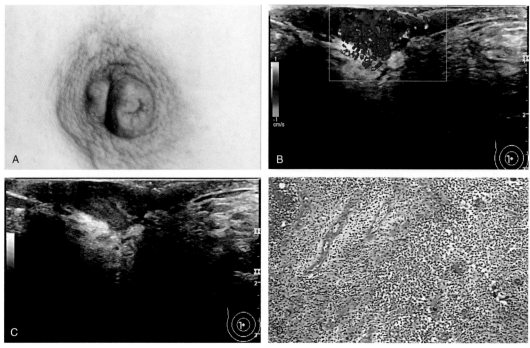

图 5-2-1　乳晕下脓肿，患者女性，40 岁

A.乳头旁乳晕下暗红色结节，中央见瘘管，触诊质软；B.低回声结节内部见丰富血供，呈"火焰状"改变；C.乳晕皮下低回声结节，边界清晰；D.显微镜下见扩张乳管及管腔内及周边大量炎性细胞

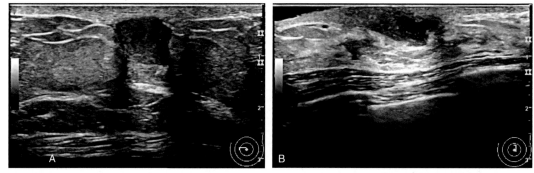

图 5-2-2　乳晕下脓肿，病灶呈倒"△"形，呈极低回声，边界清晰，中央脓肿破溃流出后，病灶呈不均匀性低回声，斜行延伸至皮下

A.患者女性，44 岁；B.患者女性，60 岁

※ 诊断思维要点

◆ 本病临床表现多为非哺乳期乳晕下疼痛或不伴疼痛肿物，反复发作；

◆ 典型声像图为紧邻乳晕皮下倒"△"低无回声，边界清晰；

◆ CDFI 检查化脓性炎性结节内部血供丰富，呈"火焰状"改变。

※ 鉴别诊断

乳腺导管扩张症表现位于乳晕下肿块，多伴有周边扩张乳管，病变范围可累及深部乳腺组织，声像图呈多种多样表现，多有扩张乳管，且位居病灶内部。而乳晕下脓肿炎性病灶多局限，超声声像图可呈倒"△"形，呈极低回声，边界清晰，不伴乳管扩张。

第三节 乳腺脓肿

※ 临床概述

乳腺脓肿（abscess of breast）多由乳腺导管破裂感染引起，也可继发于急性化脓性乳腺炎。

本病多发生在哺乳期，临床表现为乳腺单个或多个结节或包块，质软，部位浅表的脓肿可有波动感，较深者波动感不明显，表皮改变一般不明显，表浅脓肿可自行向外溃破，或穿破乳管而自乳头流出脓液，深部脓肿除缓慢向外溃破外，也可以向深部穿至乳房后间隙，形成乳房后脓肿。

※ 超声表现

乳腺脓肿边界较清楚，壁厚不光滑，内部为低无回声区，其间有散在或密集点状回声，可见分隔条带状回声。液化不完全时，呈部分囊性、部分实性改变；CDFI示肿块周边及内部点状、条状血流信号，液化坏死区无血流显示（图5-3-1，图5-3-2）；患侧腋窝淋巴结呈炎性肿大声像，呈椭圆形低回声，皮质均匀性增厚，包膜清晰，淋巴门显示清晰，CDFI可见丰富淋巴门型血供。

乳腺脓肿临床表现及声像图具有特征性，无须与其他疾病鉴别。

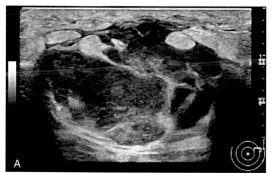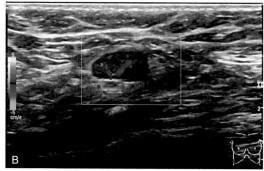

图5-3-1 乳腺脓肿，患者女性，27岁，哺乳2个月，乳腺红肿、疼痛、波动感肿块

A.脓肿腔内见条带状高回声，中央见脓液低无回声，表浅向脂肪层穿透；B.腋窝淋巴结肿大，呈丰富淋巴门型血供

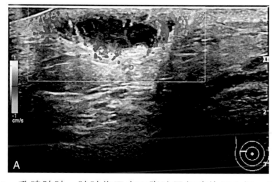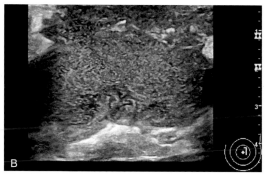

图5-3-2 乳腺脓肿，脓肿位于皮下脂肪层与腺体层之间，呈低无回声，周边见丰富血供，脓腔位置深在，深部达胸肌，浅面达皮下，呈密集点状低回声

A.表浅型，患者女性，37岁；B.深部型，患者女性，39岁

第四节　乳腺导管扩张症

※ 临床概述

乳腺导管扩张症（mammary duct ectasia）又称导管周围性乳腺炎（periductal mastisis），是一组以导管扩张为基础的乳腺慢性炎症性病变，1951年由Haagensen做了详尽地描述，在临床并非罕见。在不同阶段有不同的临床表现及病理特征，包括阻塞性乳腺炎、化学性乳腺炎、粉刺性乳腺炎、浆细胞性乳腺炎等。

本病发病机制尚不清楚，有学者认为可能是一种退行性改变；也有学者认为与自身免疫性因素有关；多数学者认为本病可能与乳头的内陷或畸形，导管鳞状上皮化生，分泌物阻塞，刺激导管壁而造成局部慢性炎症，纤维组织增生有关。

乳腺导管扩张症好发于绝经期前后的经产妇女，以40～60岁的经产未哺乳妇女多见，也可以发生在未婚年轻女性，甚至男性和儿童。病变可累及单侧或双侧乳房，但多见于一侧。患者早期可无症状或仅有乳头浆液性、血性或脓性溢液，病程可持续多年。其病程可按照炎症的一般转归分为急性、亚急性、慢性等阶段。近年来，乳腺外科临床趋向于依据病理和临床发展过程将其分为导管扩张期、炎性期、脓肿期和瘘管期。晚期患者乳晕下可触及肿块，或出现乳头凹陷或偏斜，溃破瘘管形成等，亦可有腋下淋巴结肿大。常与乳腺癌鉴别。影像学检查可有钙化，与DCIS类似。

大体病理乳头及乳晕下肿块质地较硬，界限不清，直径在1～3cm，可见多条不等扩张的导管和小囊，内含棕黄色黏稠物，管周有灰白色厚壁。显微镜下乳腺导管有不同程度扩张，导管内常有分泌物或炎性渗出物，病程长者可出现胆固醇结晶或钙化，导管上皮增生，变性，局灶性脱落，导管壁纤维性增厚，周围有明显淋巴细胞浸润。病变早期仅限于乳晕下大导管，逐渐累及乳腺所有节段；病变晚期，间质纤维化明显，导管闭塞，浸润细胞以淋巴细胞、浆细胞为主，可形成淋巴滤泡。

※ 超声表现

根据乳腺导管扩张不同阶段声像图特征，庄华等学者将其分为以下四种类型。

◆ Ⅰ型：乳晕周边中央带腺体层大乳管单纯性扩张，导管壁光滑，无明显增厚，导管内可见点状极低回声，管腔内未见实性回声充填（图5-4-1）。CDFI检查管腔内无血流信号。

◆ Ⅱ型：腺体层内出现沿乳管走行方向不均匀性的低回声团块，不均匀性低回声位于导管内和/或导管周围。CDFI检查显示团块内检出动脉性血流信号，多位于中心部位，血流丰富或不丰富（图5-4-2）。血流流速一般较低。

◆ Ⅲ型：乳晕区或周围带腺体层内有实性团块，团块周边可见低回声，内部回声为均匀稍高回声或不均匀实性低回声（图5-4-3），多可见扩张乳管内流动感低回声。CDFI检查病灶内部及周边未见明显血流信号或仅见少许点状血流信号。

◆ Ⅳ型：腺体层内见部分或完全性液化的脓肿样回声，边界不清晰，液化区可见细小流动感低回声（图5-4-4），部分病例可见瘘管样回声。CDFI检查病灶边缘血供较丰富，脓肿区无血流显示。

以上表现既可以单独存在，亦可以同时出现。

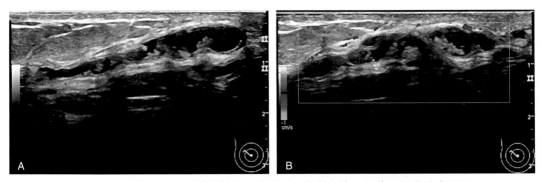

图 5-4-1　乳腺导管扩张症 I 型，患者女性，45 岁，乳头溢液 1 周

A.乳晕周边大乳管高度扩张，管壁清晰，腔内见低回声；B.CDFI 检查管腔内未见血流信号

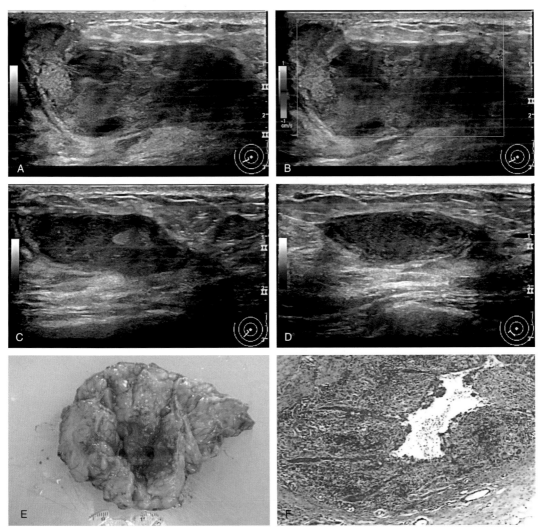

图 5-4-2　乳腺导管扩张症 II 型，患者女性，29 岁

A.扩张导管腔内不均匀性低回声，管壁清晰呈高回声；B.CDFI 检查血供稀少，仅见点状血流信号；C.抗感染治疗 12 天后，乳管长轴体积缩小明显；D.乳管短轴切面，横径 32mm，管腔扩张缩小，管壁清晰；E.术后大体中央见扩张乳管腔；F.乳腺导管囊状扩张，导管上皮增生、变性，局灶性脱落，周围明显的淋巴细胞浸润

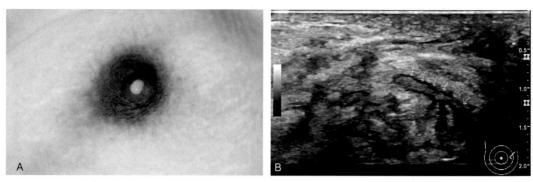

图 5-4-3　乳腺导管扩张症Ⅲ型，患者女性，27 岁，乳头黄色脓性溢液 1 个月

A. 挤压乳腺肿物后，乳头黄色脓性溢液；B. 腺体层内不均匀性低回声，边界不清，扩张乳管及内部脓液低无回声（↑）

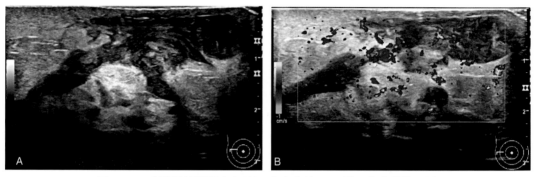

图 5-4-4　乳腺导管扩张症Ⅳ型，患者女性，44 岁，乳头溢液 1 周

A. 腺体层深部见扩张乳管，呈低回声，浅部见延伸至皮下脓肿低无回声，内见流动感；B. CDFI 检查脓腔周边见丰富血流信号

※ 诊断思维要点

◆ 乳腺导管扩张症好发于绝经期前后的经产未哺乳妇女；

◆ 不同程度扩张乳管及周围炎性改变是本病声像图产生的病理基础；

◆ 声像图呈炎性、边界不清及不均匀性低回声，有别于恶性肿瘤实性癌灶。

※ 鉴别诊断

◆ 肉芽肿性小叶性乳腺炎：绝大多数发生于有生育史的育龄妇女，平均年龄 34 岁，而乳管扩张症多发生于绝经期前后的经产未哺乳妇女，以 40 ~ 60 岁多见，发生年龄段较肉芽肿性小叶性乳腺炎大。超声声像图在脓肿期鉴别困难。乳腺导管扩张症在疾病早期多表现为乳管扩张，而肉芽肿性小叶性乳腺炎多表现为实性低回声肿块，结合临床表现及发病年龄可以鉴别。

◆ 导管内乳头状瘤：与导管扩张症相同均可表现乳头溢液，但导管扩张症多为扩张乳管内见点状低回声，团块回声少见。而导管内乳头状瘤多在高度扩张乳管内见附壁低回声结节，边界清晰，CDFI 检查瘤体内可探及血流信号。

◆ 非特殊型浸润性癌：多为腺体层单发性极低回声，边界不规则，癌块特征明确，CDFI 检查其内可见丰富血供，血管走行杂乱扭曲，管径粗细不均，频谱多普勒检查可见高速高阻力血流频谱，RI > 0.7，多伴有腋窝淋巴结转移性肿大；而乳腺导管扩张症多表现为炎性不均匀性低回声，周边为高度扩张乳管包绕，内部血供稀少或无。

第五节　肉芽肿性小叶性乳腺炎

※ 临床概述

肉芽肿性小叶性乳腺炎（granulomatous lobular mastitis，GLM）病因不清，一般认为是一种少见的慢性无菌性炎性乳腺疾病，1972 年由 Kessler 和 Wolloch 首先报道，近年来其发病率在国内有逐年增加的趋势。GLM 的病因仍然不清，可能与以下因素有关。

◆ 自身免疫因素：多数研究者认为 GLM 是一种自身免疫性疾病，有的认为与乳汁刺激诱发的超敏反应有关。还有文献报道少数病例与血清免疫球蛋白 G4（IgG4）有关。

◆ 血清泌乳素升高：①服用抗精神病药物，抗精神病药物通过阻断多巴胺受体，引起泌乳素分泌增加，致高泌乳素血症不良反应；②高泌乳素血症；③垂体腺瘤。

◆ 感染性因素：有文献报道在极少数病例中检出病原菌，包括棒状杆菌属、不典型分枝杆菌属、其他少见致病菌（如 H cupsulatum 等）。

◆ 其他：口服避孕药，外伤等。

GLM 绝大多数发生于有生育史的育龄妇女，少数发生于哺乳期、孕妇或无生育史的妇女。发病年龄为 19 ~ 47 岁，平均年龄为 34 岁，距离末次分娩 1 个月 ~ 8 年。无生育史的患者中，大多数有服用抗精神病药物史。

GLM 患者常因发现乳腺肿块就诊，单侧乳腺受累常见，也可双侧乳腺同时或先后发生，左乳多见，多发生于乳腺的外周部，向中心发展，可累及整个乳腺。多伴疼痛和皮肤红肿，病变严重者有皮肤破溃和窦道形成，破口外翻（外观与癌容易混淆），也可见乳头溢液、乳头变形、乳头内陷（图 5-5-1A），少数患者伴同侧腋下淋巴结肿大。大约 18.5%GLM 病例会出现上、下肢结节性红斑和 / 或关节痛的症状。

大体观察肿块界限不清，切面灰黄色，质地较韧，可见多个大小不等的脓腔，呈黄色粟粒样病灶，部分病例积液可有脓性渗出物溢出，病变范围较大者形成大的脓腔，有些形成隧道，与皮肤破溃口相通。病理组织学上，GLM 主要表现为以终末导管小叶单位为中心的慢性化脓性肉芽肿性炎（图 5-5-1B）。

目前，对于 GLM 患者的有效治疗方式缺乏共识。手术切除、类固醇激素、免疫抑制剂、中药或姑息

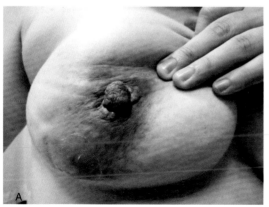
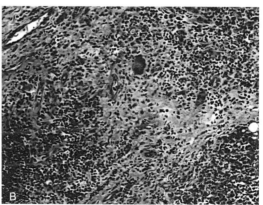

图 5-5-1　患者女性，36 岁，右侧乳房外下象限皮肤红肿、瘀黑、触诊波动感，病变沿乳腺小叶分布，小叶内有大量淋巴细胞、浆细胞

A. GLM 外观；B. GLM 镜下所见

治疗均有成功案例，但抗生素治疗无效，切开引流易导致切口难愈合、形成窦道。GLM易复发，因此定期随访必不可少。

※ 超声表现

◆ 二维超声：因病变累及范围和病理发展过程的不同，超声声像图呈多种表现形式。化脓性肉芽肿性炎是GLM声像形成的病理基础。变性、渗出、增生期均表现为不均匀性低回声，小片状高低相间纹理样改变。随着化脓灶体积增大，极低回声由细小"蜂窝状"向窦道样扩张，并沿组织间隙向皮下延伸，导致病灶内部血管减少，周边组织血管丰富。乳腺炎性病灶引起腋窝淋巴结炎性肿大。①病灶数目及位置：单发或多发性，以多发性常见，多位于乳腺周边，可连续，亦可散布不同象限，少数可累及两个以上象限而呈弥漫改变性；②形态：多呈不规则形，病灶广泛时可见沿组织间隙纵横交错的窦道管样，脓肿期探头检查时加压可发生形变，有流动感；③包膜：病灶无包膜，周边可见高回声过渡带；④内部回声：多呈不均匀性回声，小片状高低相间的纹理样改变，脓肿形成时呈低无回声；⑤后方回声：多增强或无改变；⑥腋窝淋巴结肿大：呈炎性肿大。

黄丹凤等将GLM声像图分三型，①结节型（＜3cm）：多位于腺体浅层，呈不均匀性低回声，后方回声增强，边界清晰（图5-5-2，图5-5-3）；②团块型（≥3cm）：肿块位于腺体内，呈不均匀性低回声，病灶多形态不规则，呈"蟹足样""毛刺征"表现（图5-5-4～图5-5-6），有时与非特殊型浸润性癌鉴别困难；③窦道管样型：最具特征性的声像类型，主要表现为与皮肤相邻或相通的窦道样或管状低无回声，脓肿期探头加压可见流动感。此型多伴腋窝淋巴结肿大，且均为皮质均匀增厚伴淋巴门型血供（图5-5-7）。

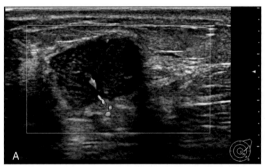
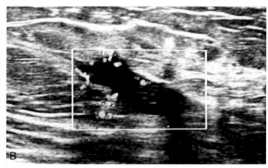

图5-5-2　GLM结节型，患者女性，27岁，产后18个月乳房肿物，病理证实

A.腺体层内极低回声结节，呈细小"蜂窝样"，范围25mm×15mm，局部见条状血流信号；B.手术后3个月复发，极低回声，边缘见丰富血流信号

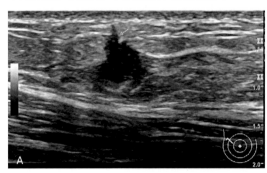
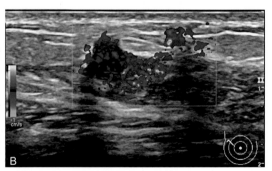

图5-5-3　GLM结节型，患者女性，34岁，产后10个月乳房肿物，病理证实

A.腺体层内极低回声结节，A/T＞1，沿Cooper韧带扩展（↑）；B.CDFI检查极低回声内见丰富血流信号

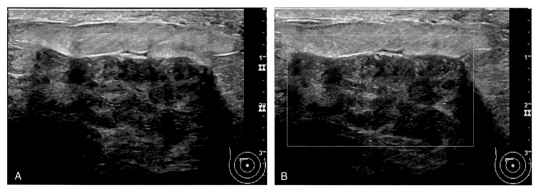

图 5-5-4 GLM 团块型，患者女性，34 岁，产后 2 年乳房肿物，病理证实

A. 腺体层内不均匀性低回声，范围 47mm×20mm，边界不清晰；B. 不均匀性低回声边缘见散在条状血流信号

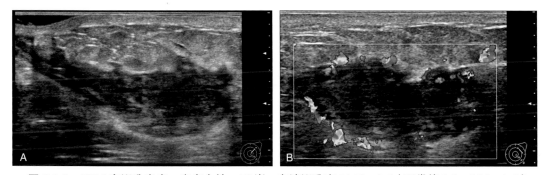

图 5-5-5 GLM 高泌乳素症，患者女性，27 岁，血清泌乳素 51.79ng/ml（正常值 2.8 ~ 29.2ng/ml）

A. 窦道样不均匀性低回声，牵拉乳头导致内陷，边缘成角；B. 不均匀性低回声边缘见丰富条状血流信号

◆ CDFI：不均匀性低回声内部血供稀少或无，其周边见丰富点状、条状血流信号，走行规则无杂乱。

※ 诊断思维要点

◆ GLM 临床表现"3 个 3"，好发于 30 岁左右女性，距末次妊娠约 3 年，发病约 3 个月；

◆ 乳腺肿块起初多位于乳房外周，逐渐向乳晕区发展，形成巨大肿块（周围向中央）；

◆ 病变区先有疼痛感，然后出现红肿（先痛后红肿）；

◆ 典型声像图是纵横交错、粗细不等的管状低无回声（窦道）和远离中心区的散在病灶；

◆ 治疗之后容易再次复发，定期复查是必需的。

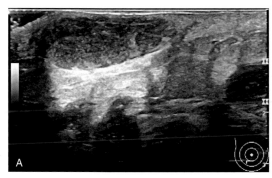
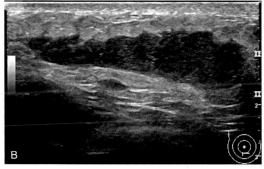

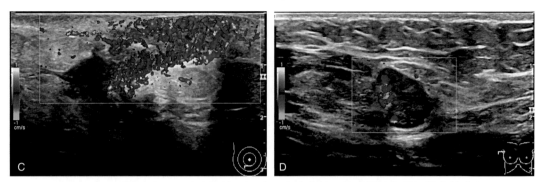

图 5-5-6　团块型 GLM，患者女性，30 岁，多个病灶，伴同侧腋窝淋巴结炎性肿大

A. 下象限紧邻皮下不均匀性低回声病灶，边界清晰；B. 下象限腺体层极低回声病灶，水滴形，边界清晰；C. 不均匀性低回声病灶周边见丰富血流信号，走行规则；D. 同侧腋窝淋巴结炎性肿大，丰富淋巴门型血供

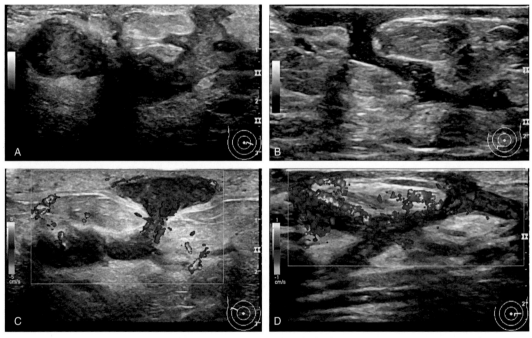

图 5-5-7　窦道管样型 GLM，不同病理期病灶，声像图形态不同

A. 患者女性，36 岁，2 个不相连的病灶，呈不均匀性低回声；B. 患者女性，37 岁，"弯曲隧道样"低回声，沿间隙穿透至皮下；C. 患者女性，23 岁，不均匀性低回声，内见流动感，局部抵达皮下（↑）；D. 患者女性，34 岁，交织样低回声隧道，周边血供丰富

※ 鉴别诊断

◆ 乳腺结核：最常见症状是乳腺肿块和疼痛，皮肤可有破溃、窦道，也可以乳头凹陷，皮肤"橘皮样"改变及腋下淋巴结肿大，与 GLM 的表现有类似之处。与乳腺结核相比，GLM 患者乳房疼痛更常见。乳腺结核较 GLM 发病年龄偏高，且一半病例有肺结核或结核性淋巴结炎病史。GLM 多见于年轻经产妇奶水旺盛的哺乳期。临床鉴别困难时可应用穿刺活检病理检查寻找结核杆菌。

◆ 非特殊型浸润性癌：团块型 GLM 多表现为腺体层不规则形低回声，边缘呈角或"蟹足样"改变，且可出现腋窝淋巴结肿大。声像图呈不均匀性低回声，纹理样改变及周边型丰富血供，有别于非特殊型浸润性癌极低回声，中央型血供。且团块型 GLM 伴腋窝淋巴结肿大，为炎性肿大，表现为周边皮质均匀性增厚，淋巴门型血供。非特殊型浸润性癌伴发腋窝淋巴结肿大，周边皮质多不均匀性增厚，可见砂粒体，呈杂乱走行血流信号。

第六节　乳腺结核

※ 临床概述

乳腺结核（breast tuberculosis）多为全身播散性结核感染的局部表现，在发展中国家发病率占乳腺疾病的 1.0%～4.7%，因临床表现缺乏特征性，往往诊断困难，误诊为乳腺癌的概率可高达 80%。

乳腺结核感染来源：①直接蔓延：由邻近结核病灶如肋骨、胸骨、胸膜结核或慢性结核性脓胸直接蔓延至乳腺；②淋巴播散：多来自同侧腋窝淋巴结结核，也可由颈部、胸骨旁、锁骨上区、锁骨下区等处淋巴结结核逆行播散到乳腺；③皮肤创口及扩张的乳腺导管开口处直接感染；④全身性播散性结核。目前认为前两种是乳腺结核的主要感染途径。

患者年龄较轻，女性多见，多发生于 20～40 岁妇女。病程迁延，常以乳腺内无痛性、边界不清肿块就诊，单发为主，少数多发。如形成脓肿则皮肤表面可出现红肿，触之有波动感，甚至破溃流脓。破溃之处经久不愈形成慢性窦道或愈合成瘢痕。如病灶纤维化可形成质硬肿块，使乳房皮肤渐呈橘皮样外观，乳头内陷，类似乳腺癌；如为结核性胸膜炎蔓延所致乳腺结核患者常可出现胸痛。

大体检查发现病变区界限不清，质地较硬，有灰白色坏死灶，可形成多发性窦道，切面见多灶性、不规则灰白色"干酪样"坏死。显微镜下病变区乳腺的小叶结构破坏，典型病例形成上皮样肉芽肿，中央出现"干酪样"坏死，周围为上皮样细胞及多核巨细胞，间质大量淋巴细胞浸润。部分患者抗酸染色可以找到抗酸杆菌。

※ 超声表现

声像图表现分为结节型和窦道型两种。

◆ 结节型：①实性结节型，结节以单发为主，多呈圆形、类圆形或不规则形低回声，边界常不清。内部回声多不均匀，可伴有点状、条状或片状强回声的钙化灶。CDFI 检查结节内部、边缘可见散在血流信号（图 5-6-1）。②囊实性结节型，结节中央常出现无回声区，伴有点状、絮状等回声或高回声，结节后方回声可增强。如形成脓肿时加压探头见结节发生形变，并见内部点状回声流动感。CDFI 检查结节边缘可见点条状血流信号。

◆ 窦道型：病灶以单发为主，呈低回声或低混合回声，内部回声不均匀，边界不清，形态不规则。病灶皮肤侧可见条状低回声穿透皮肤层，呈倒"T"形"L"形"火山口样"或"哑铃形"。有时在窦道内可见钙化强回声。CDFI 检查病灶周围见血流信号，窦道内形成结核性肉芽肿时可见丰富血流信号（图 5-6-2）。

※ 诊断思维要点

◆ 既往其他部位结核病史是诊断的重要线索；

◆ 乳腺结核声像图表现分为结节型和窦道型两种；

◆ 病灶方位平行乳腺平面和内部回声不均匀是不同声像类型乳腺结核的共有改变。

※ 鉴别诊断

◆ 非特殊型浸润性癌：如乳腺结核表现为局部质硬结节，形态不规则，极易与恶性混淆。非特殊型浸润性癌多发生于中老年女性，触诊质硬，垂直乳腺平面生长，边缘呈"蟹足样"改变，簇状砂粒体，内部粗大异形走行血管，且极易合并腋窝淋巴结转移性肿大。乳腺结核病灶平行乳腺平面，内部回声不均匀与不同病理期改变有关，多发生于 20~40 岁妇女，既往结核病史。

◆ 乳腺脂肪坏死：是发生乳房脂肪组织的凝固或液化性坏死。多见于中老年女性，一般有外伤史，皮肤可出现瘀斑。超声表现为脂肪层内低回声或无回声，边界清晰，内部可见流动感，一般不形成窦道。

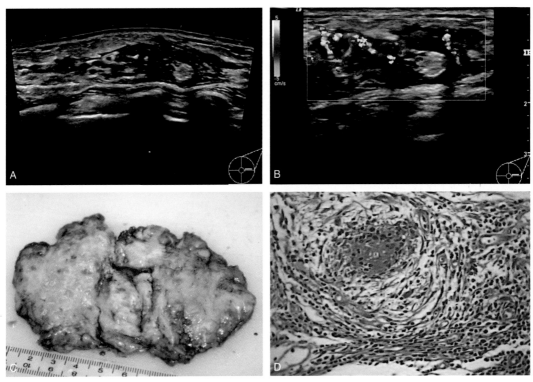

图 5-6-1　实性结节型乳腺结核，患者女性，32 岁

A.病灶呈低回声，边界不清晰，形态不规则，回声不均；B.病灶内血供增多，呈点状、条状分布；C.大体标本可见灰白色"干酪样"坏死灶，呈结节表面；D.显微镜下见结核结节，形成上皮样肉芽肿改变

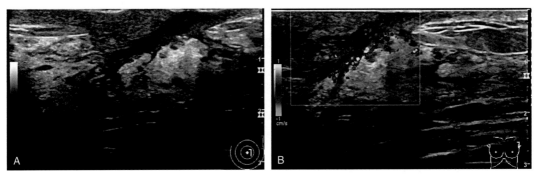

图 5-6-2　窦道型乳腺结核，患者女性，30 岁，既往半年前行乳腺结核脓肿清除术

A.斜行低回声窦道自腺体层延伸至皮下，边界不清晰；B.斜行分布窦道内见丰富条形血流信号

第七节　隆乳剂性假瘤

※ 临床概述

隆乳剂性假瘤（augmentation pseudotumor）是一种由于隆乳剂（如硅胶等）的植／注入引起的瘤样病变，常表现为异物肉芽肿，纤维组织增生及包裹性病变，临床乳腺扪及肿物。国内女性兴起隆乳（隆胸）已经有近 30 年的历史，前些年主要使用硅胶制品，也有用自体颗粒脂肪，2000 年时兴起应用水溶性聚丙烯酰胺凝胶注射隆乳，其引起的病变由学者皋岚及丁华野首先描述，随着时间的延长，水溶性聚丙烯酰胺凝胶隆乳的并发症及继发病变越来越多地显现出来。

硅胶样或凝胶样假瘤多见于中青年妇女，从隆乳术到发现肿块间隔时间 3 个月到 10 年不等。常有乳房不适，可触及压痛、界限不清、活动度差的硬结或肿块，也可以引起乳房硬化变形。亦可出现同侧胸壁、上臂或腋下淋巴结肿大性病变。坏死严重者可出现局部疼痛。

肉眼观察肿物大小不等，界限清楚或不清楚，切面灰白色，质脆，可有砂粒感钙化，纤维瘢痕组织中可夹杂有半透明、有光泽的胶样物，有的可见散在西米样结晶颗粒。显微镜下水溶性聚丙烯酰胺凝胶呈均质、有光泽、半透明蓝色胶样物，可褶皱呈"树枝状"，与周边分界清楚（图 5-7-1）。

※ 超声表现

残余或异位的假体是隆乳剂性假瘤声像图基础。残余假体多位于乳房后间隙水平，少数位于腺体层、

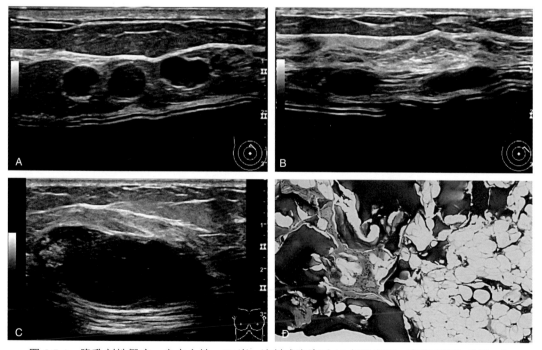

图 5-7-1　隆乳剂性假瘤，患者女性，50 岁，注射式隆胸后 10 年取出后，囊袋式植入术后 2 年

A. 残余凝胶假体假瘤，多个，呈类圆形极低回声，边界清晰；B. 残余凝胶假体呈极低回声，位于腺体与囊袋假体囊壁之间；C. 残余假体假瘤位于腋窝前壁脂肪层深部，呈极低回声，边界清晰；D. 显微镜下假体呈蓝色，均质，半透明胶样物

腋窝皮下脂肪层，呈单个或多个病灶，呈极低回声，边界清晰。周边被高回声包绕，呈假包膜改变。CDFI检查假瘤极低回声内部无血流信号显示（图5-7-1）。

※ **诊断思维要点**

◆ 既往隆乳术病史，假体未被完全取出是诊断线索；

◆ 残余硅胶或凝胶假体异位呈现出声像改变。

※ **鉴别诊断**

需要与复杂性囊肿相鉴别：既往乳腺增生病史，在增生不均匀性腺体回声背景下，单个或多个，呈囊性团块，壁清晰光滑，内容物呈不均匀性低回声。而隆乳剂性假瘤都有注射式或囊袋式隆胸病史，假体破裂或取出不完全病史，假瘤回声类似复杂囊肿，但是缺乏清晰规则的囊壁，且多异位于乳房后间隙或脂肪层内，鉴别诊断不难。

第八节　乳腺血栓性静脉炎

※ **临床概述**

乳腺血栓性静脉炎又称乳房Mondor病，是一种以病变部位突发性疼痛和扪及条索状肿物为主要特征的临床少见病。1939年法国医生Henri Mondor对此病做了详细报道，故得此名。

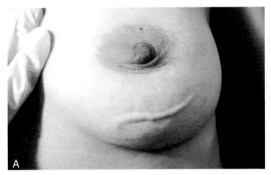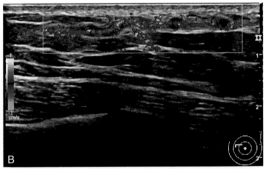

图5-8-1　乳房Mondor病，患者女性，55岁

A.皮肤表面嵴状突起，呈嵴状隆起，横行在皮下；B.皮下脂肪层内低回声管腔内见部分再通血流信号充盈

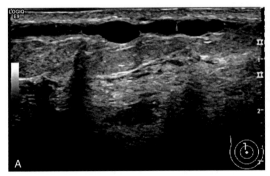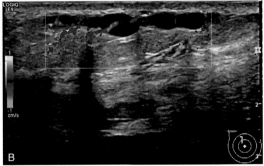

图5-8-2　乳房Mondor病，患者女性，40岁，乳房皮下触及条索状肿物

A.乳房皮下可见"串珠样"狭窄管道样无回声，管壁清晰；B.CDFI检查管状无回声内无血流信号

Mondor病好发年龄为30～50岁，男女均可发生，女性较多见，易受累的部位是胸腹壁的胸腹壁静脉、腹壁上静脉和侧胸静脉，也可累及乳房、腋窝、上肢和阴茎。主要临床表现是受累区域突然发生局部疼痛和紧缩感，活动时牵扯痛加重。随后患部皮下可见或可触及沿血管走行的长短不一的硬条索状物，可有分叉，触痛明显，压紧索条两端，在索条走行部位上出现一条沟状凹陷或崤状隆起，状如弓弦（图5-8-1），类似输液后所致的外周静脉炎，但局部无红肿，也无局部淋巴结触痛，沿条索状物皮肤可略发红或发黄，一侧或两侧发生，与皮肤相连，与深筋膜无关，直径2～4mm。全身症状不明显，局部也无肿大压痛的淋巴结。

Mondor病的病理基础系受累部位皮下的大静脉局部非感染性硬化性血栓闭塞性静脉炎及静脉周围炎。本病是一种自限性疾病，多在6～7个月内自行消退。

※ 超声表现

超声声像图表现为乳房皮下因血栓而膨胀的浅静脉显著扩张，呈多处狭窄的管状无回声，形似串珠，管壁清晰。CDFI检查管状无回声，内部无血流信号显示，在病变后期CDFI可见静脉再通后出现血流信号（图5-8-1，图5-8-2）。

※ 诊断思维方法

◆ 乳房皮下条索状肿物是Mondor病特征性临床表现；
◆ 紧邻乳房皮下"串珠样"管道状无回声，内无血流信号显示是本病声像图特点。

※ 鉴别诊断

Mondor病是女性乳房肿块或乳房疼痛的原因之一，需要与乳管扩张疾病相鉴别。本病扩张浅静脉紧邻皮下，呈"串珠样"无回声，容易与乳晕下呈"树枝样"扩张乳腺导管相鉴别。

（徐晓红　轩维锋　邓小芸　张建兴　王凤云　王月爱）

参考文献

[1] 张祥盛，步宏，赵澄泉.乳腺病理诊断和鉴别诊断[M].北京：人民卫生出版社，2014：64，67.

[2] 丁华野.乳腺疾病[M].北京：人民卫生出版社，2009.819.

[3] Rosai J. Rosai & Ackeman 外科病理学[M].回允中主译.北京：北京医科大学出版社，2006：1767.

[4] 李泉水.浅表器官超声医学[M].北京：人民军医出版社，2013：150.

[5] 张建兴.乳腺超声诊断学[M].北京：人民卫生出版社，2012：77-80.

[6] 庄华，彭玉兰，罗燕，等.乳腺导管扩张症的高频超声表现[J].华西医学，2007，22（3）：501-503.

[7] KESSLER E, WOLLOCH Y. Granulomatous mastitis: alesion clinicallysimulating carcinoma[J]. Am J Clin Pathol, 1972, 58（6）：642-646.

[8] 程涓，杜玉堂，丁华野.肉芽肿性小叶性乳腺炎的临床病理诊断及鉴别诊断[J]中华病理学杂志，2016，45（8）：507-512.

[9] 鲁嘉，刘赫，姜玉新，等.肉芽肿性乳腺炎的超声表现及临床、病理分析[J].中国医学影像技术，2011，27（11）：2246-2249.

[10] 马慧.肉芽肿性乳腺炎的超声诊断[J].医学影像学杂志,2013,23(10):1565-1567.

[11] 王芬,高毅,陈敏,等.肉芽肿性小叶性乳腺炎的超声诊断价值[J].中华超声影像学杂志,2016,(1):53-57.

[12] 叶旭,陈小霜,黄丹凤,等.超声对肉芽肿性小叶性乳腺炎与乳腺癌的鉴别诊断价值[J].中华超声影像学杂志,2016,25(9):790-794.

[13] 黄丹凤,林礼务,何以牧,等.非特异性肉芽肿性乳腺炎声像图特征及误诊分析[J].中国超声医学杂志,2014,30(1):22-25.

[14] 杨高怡.临床结核病超声诊断[M].北京:人民卫生出版社,2016:79-89.

[15] SHETTY M K, WATSON A B. Mondor's disease of the breast: sonographic and mammographic finding[J]. Am J roentgenol, 2001, 177(4):893-895.

[16] BARTOLO M, SPIGONE C, ANTIGNANI P L. Contribution to the recognition of Mondor's phlebitis[J]. J Mal Vasc, 1983, 8(3):253.

[17] 轩维锋.浅表组织超声与病理诊断[M].北京:人民军医出版社,2015:82-83.

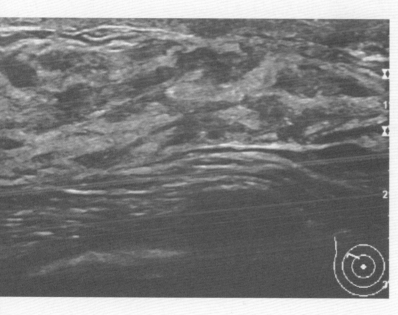

第六章　乳腺增生症

乳腺增生症（hyperplasia of breast）是临床上最常见的良性乳腺疾病。目前临床对于该病的概念、分类、诊断和治疗等一系列问题存在诸多分歧。中华预防医学会妇女保健分会乳腺保健与乳腺疾病防治学组组织专家、学者对乳腺增生症的规范诊疗进行了多次讨论，初步达成以下共识。

乳腺增生症是乳腺正常发育和退化过程失常（ANDI）导致的一种良性乳腺疾病（BBD），本质上是由于乳腺主质和间质不同程度的增生及复旧不全所致的乳腺正常结构紊乱。其病理学形态多样、复杂，故临床命名不统一。国外文献通常称为乳腺腺病（mastopathy）、纤维囊性乳腺病（fibroadenosis）、乳腺纤维囊性改变（fibrocystic change）、良性乳腺结构不良（benign mammary dysplasia）、硬化性腺病（sclerosing adenosis）等。《疾病和有关健康问题的国际统计分类第 10 次修订版》（ICD-10）称之为乳腺囊肿、慢性囊性乳腺病、乳腺囊性增生病、乳房纤维硬化症、乳腺增生等。大中专医学院校常用的外科学教材中称之为乳腺囊性增生症或乳腺病。本共识将上述名称统一称为乳腺增生症。

第一节　乳腺增生症

※ 临床概述

乳腺增生症多发生于 30 ~ 50 岁女性。致病原因主要是内分泌功能紊乱。①雌、孕激素比例失调，使乳腺实质增生过度和复旧不全；②乳腺性激素受体的质和量异常，使乳腺各部分增生程度参差不齐；③催乳素升高，影响乳腺生长、发育和泌乳功能，同时影响下丘脑 - 垂体 - 性腺轴功能。因此，任何导致性激素或其受体改变的因素均可能增加乳腺增生症的患病风险，如年龄、月经史、孕育史、哺乳史、服避孕药史、饮食结构及社会心理因素等。

乳腺增生症的主要临床表现是乳腺疼痛、结节状态或肿块，部分患者合并乳头溢液（图 6-1-1）。

疾病早期患者主诉的疼痛可为与月经周期相关的周期性疼痛，而乳腺囊性增生病者常为定位明确的非周期性疼痛。

乳腺结节状态包括颗粒状结节、条索状结节及局限性或弥漫性腺体增厚等，结节常为多个，可累及双侧乳腺，亦可单发。肿块一般较小，形状不一，可随月经周期性变化而增大、缩小或变硬、变软，伴乳头溢液者占 3.6% ~ 20.0%，常为淡黄色、无色或乳白色浆液，血性溢液少见。

乳腺增生症的组织病理学形态复杂多样，其分类也因此存在分歧。刘复生将乳腺增生症分为囊性增生、小叶增生、腺病、纤维硬化；张保宁、李树玲将之分为乳腺单纯型增生症（乳腺疼痛）、乳腺腺病、乳腺囊性增生症。

乳腺腺病：乳腺腺泡和小导管明显的局灶性增生，并有不同程度的结缔组织增生，小叶结构基本失去正常形态。分为三个亚型，即小叶增生型、纤维腺病型、硬化性腺病型。

乳腺囊性增生病（症）：导管上皮增生，管腔扩大，可形成大小不等的囊肿，囊肿内容物多为淡黄色、无色或乳白色浆液。分为四个亚型，即囊肿、导管上皮增生、盲管型腺病、大汗腺样化生。囊肿主要由末端导管高度扩张而成，囊壁衬覆立方上皮。

以上几种类型可单独存在，也可同时出现在患者的乳腺小叶内，各小叶的增生发展也不完全一致。

※ 超声表现

乳腺增生症的组织病理学形态复杂多样，声像图表现也具备相对应声像改变。声像图表现分为四型：Ⅰ型（单纯型）、Ⅱ型（结节型）、Ⅲ型（复杂型）、Ⅳ型（囊肿或导管扩张型）。

◆ Ⅰ型（单纯型）：腺体层内可见较多密集的管道状低至无回声区，管道结构走行迂曲、呈弥漫性分布（图 6-1-1）。

◆ Ⅱ型（结节型）：腺体内出现单个至数个低回声结节，直径＜2cm，边界尚清，形态规则或不规则，以 A/T＜1 多见，周围腺体回声增强致密，与早期乳腺癌很难鉴别（图 6-1-2～图 6-1-6）。CDFI 检查结节内部无、乏血供或丰富血供。

◆ Ⅲ型（复杂型）：腺体内出现片状低回声或高回声区，范围≥2cm，边缘不规则，边界不清，或腺体回声弥漫性增粗、增强不均，可见条状或短杆状高回声与低回声相间排列，结构紊乱，部分病灶后方回声衰减（图 6-1-7）。

◆ Ⅳ型（囊肿或导管扩张型）：腺体内出现长条形无回声区或大小不等的圆形或椭圆形囊性无回声，管壁清晰；囊肿可为单发、多发、多房样及复杂性（内部回声多样）（图 6-1-8～图 6-1-10）；部分病例扩张的导管或囊肿壁局限性增厚向腔内隆起，或见实体呈乳头状突入腔内（图 6-1-11）或实体性充满腔内。

以上四种分类声像可以单独存在，但多同时出现在同一病例中，如结节与囊肿并存或Ⅲ型结构紊乱腺体声像中合并低回声结节或囊肿。此外，Ⅳ型声像中扩张导管内见实体性低回声乳头，需要与导管内乳头状瘤相鉴别。

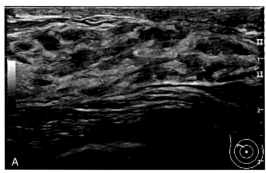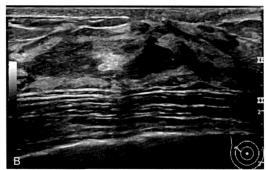

图 6-1-1 Ⅰ型（单纯型）

A.患者女性，46 岁，腺体层内见密集管道样低回声区，管道结构稍紊乱；B.患者女性，33 岁，腺体层内回声不均，呈弥漫性分布

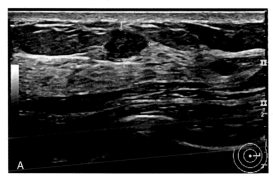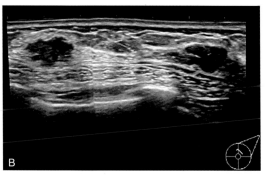

图 6-1-2 Ⅱ型（结节型）

A.患者女性，51 岁，单个结节呈不规则形极低回声，边界清晰，A/T＜1；B.患者女性，42 岁，2 个结节，呈极低回声，边缘不规则，A/T＜1

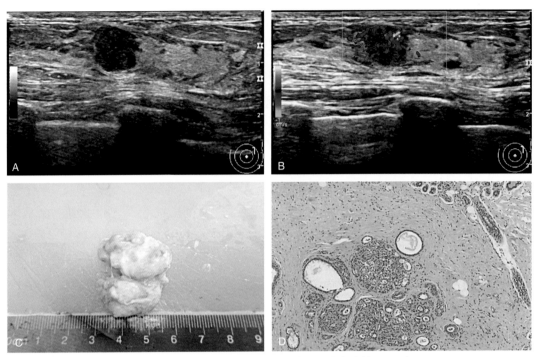

图 6-1-3　Ⅱ型（结节型）复杂型增生，患者女性，48 岁

A. 结节呈极低回声，边界清晰，微小分叶状；B. 探头加压结节变形，内部丰富血供，呈密集点状、斑状分布；C. 大体标本可见结节呈灰白色，边界清晰；D. 显微镜下相邻多个小叶增生伴微小囊肿形成

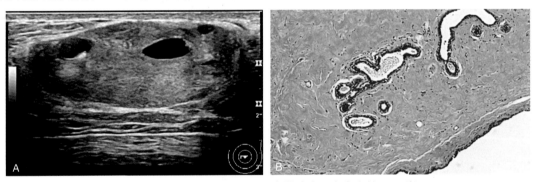

图 6-1-4　Ⅱ型（结节型）纤维囊性腺病，患者女性，45 岁

A. 乳晕下方见低回声结节，边界呈清晰高回声，内部见多个囊肿；B. 显微镜下见密集纤维成分及扩张乳管形成小囊肿

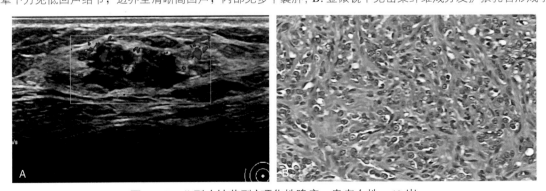

图 6-1-5　Ⅱ型（结节型）硬化性腺病，患者女性，40 岁

A. 腺体层见极低回声结节，边界清晰不规则，内见点状血流信号；B. 显微镜下增生的小管伸入邻近的间质及脂肪组织

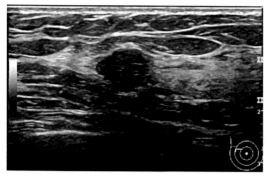

图 6-1-6　Ⅱ型（结节型），腺病伴纤维腺瘤

患者女性，34 岁，结节呈规则形低回声，边界清晰，无包膜高回声

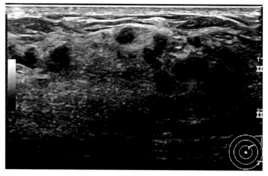

图 6-1-7　Ⅲ型（复杂型），结构紊乱

患者女性，45 岁，腺体回声弥漫性增粗，高低不均，呈混杂回声

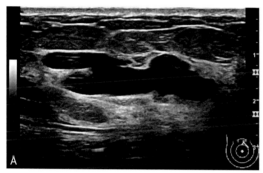

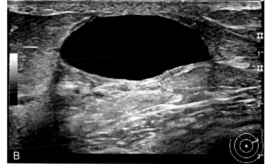

图 6-1-8　Ⅳ型乳腺囊肿

A. 患者女性，50 岁，囊肿呈长条形，不规则形扩张乳管，管壁清晰；B. 患者女性，38 岁，单个囊肿，囊壁呈清晰高回声，内部为均一无回声

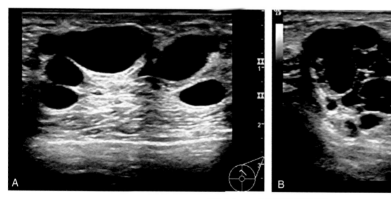

图 6-1-9　Ⅳ型乳腺囊肿

A. 患者女性，35 岁，多个囊肿，大小不等，独立存在，囊壁清晰；B. 患者女性，40 岁，多个囊肿紧密堆积，呈多房样，大小不等

※ 诊断思维要点

◆ 乳腺增生症须综合临床病史、触诊、声像图所见多因素综合分析；

◆ 单发或多发性囊肿及良性增生性结节是最常见的局灶性病变之一；

◆ 乳腺增生症Ⅱ型（结节型）在病理学上伴纤维腺瘤形成倾向，但多无包膜。

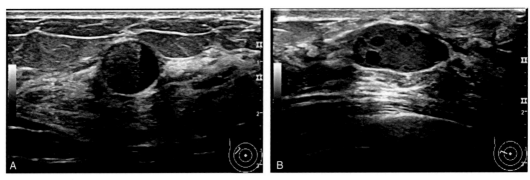

图 6-1-10　Ⅳ型乳腺囊肿

A. 患者女性，40 岁，囊肿呈圆形，囊壁清晰，内部见稍高回声及无回声；B. 患者女性，50 岁，单个囊肿，囊肿内部在低回声区见多个无回声

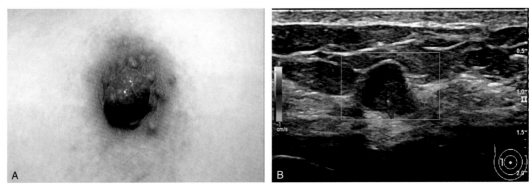

图 6-1-11　Ⅳ型乳腺囊肿合并导管上皮增生，患者女性，35 岁，乳头溢液 1 个月

A. 挤压囊肿，出现乳头溢液，呈透明清水样；B. 乳腺囊肿内部见实性低回声，乳头突入腔内，基底部见滋养动脉进入

※ 鉴别诊断

◆ 小乳癌：指直径 6 ~ 10mm 乳腺癌，病理类型多为非特殊型浸润性癌。触诊多为质硬结节无移动。癌灶呈极低回声，多呈垂直性生长，内部见微钙化，A/T > 1，边缘毛刺改变，周边可检出粗大异常走行血管，部分病例可见同侧腋窝淋巴结转移性肿大，声像图与乳腺增生症Ⅱ型（结节型）需要鉴别。增生结节触诊多质韧有疼痛感，声像图腺体层回声增粗杂乱，多合并单发或多发性囊肿，多呈低回声，边界清晰无浸润感，CDFI 可见丰富血供但无异形血管。腋窝淋巴结无转移性肿大。鉴别困难时可行穿刺或手术后病理检查。

◆ 中央型导管内乳头状瘤：好发于 40 ~ 50 岁女性，乳头血性溢液是最常见的临床症状。典型声像图扩张的乳管壁高回声内见乳头状低回声及其周围被无回声区包绕，与乳腺增生症Ⅳ型（囊肿或导管扩张型）声像图类似。后者合并乳头溢液多为清水样，且临床多因乳房周期性疼痛就诊，需要手术病理来确诊。

◆ 非肿块型非特殊型浸润性癌：非肿块型癌灶多表现腺体结构紊乱，缺乏明确边缘，仔细观察腺体内多见散在微钙化，CDFI 检查见腺体内部丰富、血供分布杂乱不均匀、血管管径粗细不均且走行扭曲，可伴同侧出现腋窝淋巴结转移性肿大。乳腺增生症Ⅲ型（复杂型）表现为腺体层回声混杂，结构紊乱，触诊质地柔韧，且 CDFI 检查腺体层无法检出丰富、杂乱血流信号，多有周期性乳房疼痛病史。

第二节　积乳囊肿

※ 临床概述

积乳囊肿（galactocele）又称乳汁潴留性囊肿，是在乳汁分泌期间，多种原因引起乳汁排出不畅，淤积致所属乳腺导管、终末导管及腺泡扩张，融合形成的囊性病变。

本病多见于育龄妇女，常发生于妊娠期、哺乳期及哺乳后，也可发生于男性、女婴及垂体腺瘤引起的慢性溢乳患者的报道。临床表现以乳腺无痛性或伴有轻微疼痛的包块为主。常在断奶后发现，部分患者就诊时病程可达 10 年以上。多种致乳腺导管狭窄或阻塞的因素，均可引起乳汁潴留性囊肿形成，如乳腺外伤、手术史、炎症、肿瘤、寄生虫及乳腺发育不良、畸形等。此外，不良的哺乳习惯、突然停止哺乳等也可引起乳汁排出不畅，乳汁凝结，进一步引起乳汁阻塞、乳汁淤积、囊肿形成。囊肿大小不一，平均直径 2cm，大者可至 5cm 以上。常为单个，也可双侧多发。乳房任何部位均可受累，发生于深部及乳腺边缘者较为多见，部分病例可见于乳晕下。早中期触诊扪及的包块多边界清晰，囊性感，可活动，与皮肤无粘连，可有轻微压痛。若病变存在时间较久，内容物浓缩稠厚后，触之则失去波动感而变得坚实，临床易误诊为纤维腺瘤。不能被完全吸收的囊肿到后期其囊壁可发生钙化（图 6-2-1）。本病影像学表现可因不同的病理变化而不同。

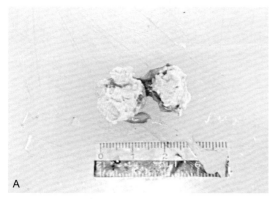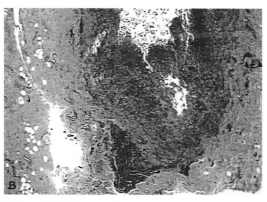

图 6-2-1　积乳囊肿合并钙化，患者女性，25 岁

A.积乳囊肿切开后，内容物呈黏稠黄色样物，与囊壁分界清晰；B.显微镜下所见囊内容为蓝染钙化、囊壁亦发生钙化

大体病变若仅累及单个导管，切面可见孤立性单房囊肿，若累及多个乳管，则形成"蜂窝状"囊肿。早期囊肿内容物为稀薄乳汁；中后期囊壁因纤维组织增生而较厚，质地较硬，囊内乳汁浓缩，形成乳白色或黄白色黏稠物，呈乳酪状或凝乳块状，有时尚可见结石。

※ 超声表现

积乳囊肿内容物为乳汁，随着病变时间的延长及病理特征的变化，由囊肿演变为类实性甚至结石，其声像图表现多种多样。囊肿最大径范围为 0.9 ~ 6.1cm，边界均清晰。结节内部可呈均匀性低回声、高回声、不均质回声。囊肿外形多呈圆形、椭圆形，少数为不规则形（图 6-2-2）。类实性积乳囊肿后方回声多衰减。特征性声像于周边可见完整或不完整的平行环状强回声，呈线状分布，即"双边征"改变（图 6-2-3），以结节前缘处最为典型。

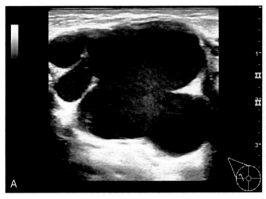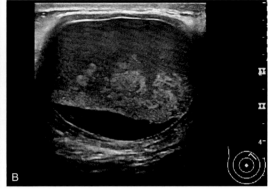

图 6-2-2　积乳囊肿

A. 患者女性，34 岁，囊肿外形不规则，呈多囊型，内部呈均匀性极低回声；B. 患者女性，26 岁，线上为脂质不均匀性极低回声，线下为无回声区

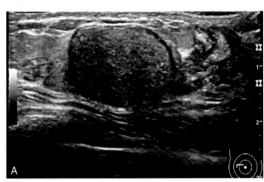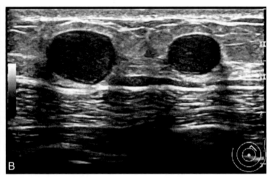

图 6-2-3　积乳囊肿，致密结节型

A. 患者女性，27 岁，单个囊肿，前缘呈"双边征"改变，类实性回声；B. 患者女性，34 岁，多个囊肿，囊壁清晰高回声，内部呈均匀性低回声

严松莉等根据积乳囊肿的声像图特征分为七种类型：①单纯囊肿型：囊肿囊壁呈线样高回声，轮廓光滑完整，内部呈均匀性极低回声，当增益过低时可表现为无回声；②多囊型：为多个圆形或不规则形囊肿，囊壁清晰，内见均匀性极低回声；③脂液分层型：囊肿内见一高回声水平分界线，在线上为脂质成分，呈"云雾状"极低回声，线下为无回声区（图 6-2-3）；④致密结节型：囊肿呈圆形或椭圆形，囊壁光滑清晰，内部呈均一极低回声，容易与纤维腺瘤声像混淆（图 6-2-4，图 6-2-5）；⑤星光型：囊肿内呈极低回声，内部见散在点状强回声；⑥结石型：肿块呈宽大弧形强回声后伴声影；⑦不规则形：肿块形态不规则，边界不清，内部回声不均匀，可出现钙化灶。

CDFI 检查积乳囊肿内部无血流信号显示（图 6-2-5B）。合并感染时囊肿周边可见增多血流信号。

※ 诊断思维要点

◆ 随着时间和病理变化乳腺积乳囊肿回声呈囊性→类实性声像改变；

◆ 囊肿前缘呈"双边征"改变是积乳囊肿的特征性声像；

◆ 积乳囊肿内无血流信号检出是与纤维腺瘤重要的鉴别点。

※ 鉴别要点

◆ 哺乳期乳腺纤维腺瘤：可在激素作用下迅速增大，呈均匀性极低回声，包膜呈清晰线状高回声，

CDFI 检查瘤体内均可见丰富的血流信号。而类实性积乳囊肿内部由实变乳汁成分构成，并无血管成分，因此其内部无血流信号检出，CDFI 检查其内部无血供，可与纤维腺瘤相鉴别。

◆ 乳腺单纯性囊肿：多发生于非妊娠期及哺乳期女性，多有乳腺增生症典型临床表现，表现为腺体层增生背景下，单发或多发性囊性无回声，囊壁清晰。积乳囊肿多发生于妊娠期及哺乳期，囊内回声出现多种声像改变，哺乳期逐渐增大的囊性肿块病史是与单纯性囊肿的重要鉴别点。

◆ 非特殊型浸润性癌：特殊类型可表现为弧形强回声伴声影，但放大图像观察强回声边缘模糊，多为多个微钙化密集排列，触诊质地硬，与周边粘连感，同侧腋窝可伴有淋巴结转移性肿大。结石型积乳囊肿钙化，多呈清晰连续或断续强回声后伴干净声影，不伴有同侧腋窝淋巴结转移性肿大。

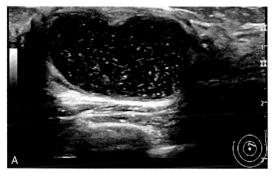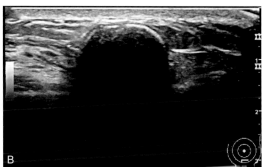

图 6-2-4　积乳囊肿

A. 患者女性，50 岁，在极低回声背景下见密集点状强回声漂浮；B. 患者女性，26 岁，囊肿前缘呈"双边征"改变，见不完整平行环状强回声伴声影

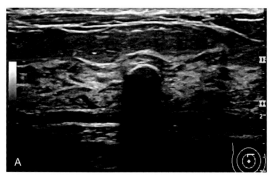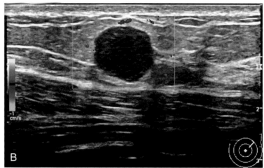

图 6-2-5　积乳囊肿

A. 患者女性，32 岁，呈宽大弧形强回声后伴声影，类似肾结石声像改变；B. 患者女性，34 岁，CDFI 检查囊肿内部未见血流信号

（轩维锋　徐晓红　王凤云　王广珊）

参考文献

[1] 姜军. 乳腺增生症：值得重视的临床问题 [J/OL]. 中华乳腺病杂志（电子版），2008, 2（11）：13-18.

[2] 中华预防医学会妇女保健分会乳腺保健与乳腺疾病防治学组. 乳腺增生症诊治专家共识 [J]. 中国实用外科杂志，2016, 36（7）：759-762.

[3] SWEETLAND H M. Benign Disorders and Diseases of the Breast[M]. Bailliere Tindal, 2009: 1-4.

[4] 吴在德，吴肇汉．外科学 [M]．7 版．北京：人民卫生出版社，2008：307.

[5] 陈孝平．外科学 [M]．2 版．北京：人民卫生出版社，2010：398.

[6] 邵志敏，沈镇宙，徐兵河．乳腺肿瘤学 [M]．上海：复旦大学出版社，2013：218-223.

[7] OKAZAKI A. Fiberoptic ductoscopy of the breast: a new diagnostic procedure for nipple discharge[J]. Jpn J Clin Oncol, 1999, 21 (3): 188-193.

[8] 刘复生．中国肿瘤病理学分类 [M]．北京：科学技术文献出版社，2000：409-410.

[9] 张保宁．乳腺肿瘤学 [M]．北京：人民卫生出版社，2013：453-456.

[10] 李树玲．乳腺肿瘤学 [M]．2 版．北京：科学技术文献出版社，2000：288-291.

[11] 许瑞瑶，胡萍香．三维超声联合二维超声在小乳癌检测中的应用价值 [J]．中国中西医结合影像学杂志，2014, 12 (1): 88-91.

[12] 龚西騟，丁华野．乳腺病理学 [M]．北京：人民卫生出版社，2009：197-198.

[13] 张娜，薛恒，孙洋，等．类实性表现积乳囊肿的声像图特征 [J]．中国超声医学杂志，2016, 32 (7): 655-657.

[14] KIM M J, KIM E K, PARK S Y, et al. Galactoceles mimicking suspicious solid masses on sonography[J]. J Ultrasound Med, 2006, 25 (2): 145-151.

[15] 严松莉，唐旭平，曹亚丽．积乳囊肿的超声分型和声像图特征 [J]．医学信息（上旬刊），2006, 22 (2): 99-101.

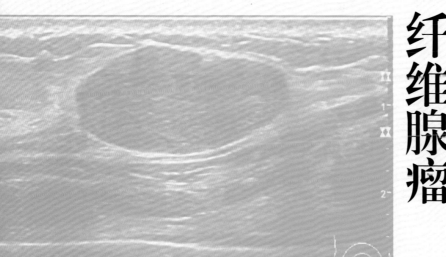

第七章　纤维腺瘤

乳腺超声与病理诊断

纤维上皮性肿瘤由上皮和间质成分组成，但以间质成分为主并决定肿瘤的大体表现。其可分为两大类：纤维腺瘤和叶状肿瘤。

本章主要讨论纤维腺瘤及其亚型。此外，类似于纤维腺瘤的病变，包括乳腺错构瘤及泌乳性腺瘤，其声像图均可表现为实性低回声且边界清晰的良性病灶，在此也一并讨论。叶状肿瘤单独在第八章讨论。

第一节　纤维腺瘤

※ 临床概述

纤维腺瘤（fibroadenoma）是女性乳房最常见的良性肿瘤。起源于终末导管周围的小叶内间质内的纤维母细胞。

乳腺纤维腺瘤常见于 20～35 岁年轻女性，但也可发生于儿童和 70 岁以上老人，50 岁以上患者不足 5%。大多数为单发性结节，多发者约 20%。多为自检时发现的无痛性、孤立性、可触及、质实、活动性肿块，直径常＜3cm；直径＞4cm 的肿瘤仅占 10%，多为 20 岁以下年轻人；偶见青少年巨大纤维腺瘤，可累及大部分乳房或整个乳房（图 7-1-1A）。

纤维腺瘤容易手术剥离，大体表现为质硬、界限清晰的卵圆形结节，表面光滑，切面灰白色或褐色、膨出、分叶状，常有肉眼可见的裂隙样腔隙（图 7-1-1B）。部分纤维腺瘤呈明显分叶状，由纤维分隔分开的多个融合结节组成。罕见肿瘤呈囊性，大体类似囊内乳头状瘤。显微镜下根据其纤维和上皮成分不同及相互结构关系，分为管内型、管周型和混合型三种类型。

特殊类型：①巨大型：直径＞7cm，又称巨大纤维腺瘤，多发生于青春期女性，肿瘤生长快；②复合型：瘤体内局部腺管增生活跃，甚至有不典型增生，亦可见广泛肌上皮增生、纤维囊肿病和硬化性腺病等增生性病变，癌变率高于其他类型；③坏死型：肿瘤大部或全部出现出血性梗死，可见肿瘤组织残影；④囊内型：又称囊性纤维腺瘤，纤维腺瘤位于高度扩张乳管内，囊壁衬覆立方上皮或柱状上皮，多见于年长女性，平均发病年龄为 47 岁；⑤分叶型：通常为分叶状巨大纤维腺瘤，间质细胞增生不明显；⑥细胞型：又称富细胞性纤维腺瘤，多发生于青春期女性，肿瘤生长快，间质富于细胞，上皮和肌上皮增生显著，可见核分裂象；⑦纤维腺瘤病：纤维腺瘤周围出现腺病、囊肿病，两者移行，界限不清。

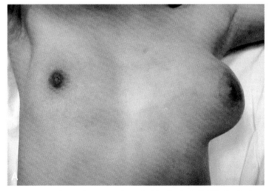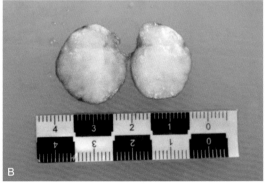

图 7-1-1　患儿女，14 岁，纤维腺瘤占据整个乳房，直径＞7cm，瘤体包膜清晰、切面呈褐色、大分叶样

A. 左侧乳腺巨纤维腺瘤；B. 纤维腺瘤大体所见

纤维腺瘤可以出现以下特殊的改变：增生的纤维组织发生黏液样变、玻璃样变、钙化和骨化。妊娠期由于激素作用，纤维腺瘤在短期内迅速长大，甚至导致瘤体部分或全部梗死。纤维腺瘤极少发生恶变，约占 0.1%，主要是上皮成分发生癌变，为小叶原位癌或 DCIS。

首选手术治疗。肿瘤手术完全切除后，一般不会复发，其恶变率极低，大部分为原位癌。

※ **超声表现**

◆ 二维超声：分为典型声像、不典型声像和特殊类型声像。典型声像图在腺体层内呈圆形或椭圆形均匀性低回声，边界清晰，边缘规则，长轴与乳腺腺体平面平行，A/T ≤ 1，周边有包膜呈纤细高回声包绕，瘤体后方无回声衰减，瘤体内部无钙化强回声（图 7-1-2）。

◆ 不典型声像：①体积巨大：直径 > 7mm 巨纤维腺瘤，生长迅速，呈膨胀式生长，声像图具有典型良性肿瘤声像特征，边界清晰，形态规则，有清晰包膜，有些因瘤体大呈分叶状，表现为包膜不完整，轮廓不规则，呈结节样突起，病程较长，内可见多发性粗大钙化灶（图 7-1-3）；②内部回声不均匀：少数纤维腺瘤内部回声不均匀，主要原因为较大纤维腺瘤部分囊性变，使肿块内呈囊实混合性病灶；部分瘤体在生长过程中，由于供血不足，中心区发生坏死，回声较低呈低无回声，边缘部则呈中低回声；极少数病例肿块因纤维成分发生硬化或玻璃样变性，而呈"子母结状"改变（图 7-1-4A）；③形态不规则：瘤体组织生长速度不一，且受邻近结构阻挠而呈分叶状，多呈大分叶样（图 7-1-4B）；④瘤体后方衰减：可能是由于纤维腺瘤本身硬化，相邻乳腺组织退化及较厚包膜形成的声影（图 7-1-5A）；⑤瘤体内部合并钙化：纤维腺瘤生长达到一定时期后，可有一段静止期，在静止期间，肿瘤可发生退行性改变，在其中央与周边部分

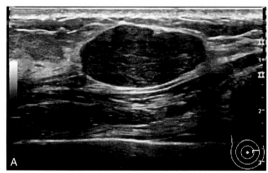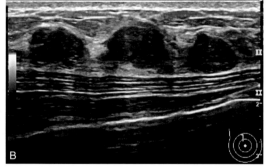

图 7-1-2　纤维腺瘤

A. 患者女性，36 岁，瘤体呈椭圆形，均匀性低回声，有包膜，A/T < 1，无钙化；B. 患者女性，37 岁，瘤体多发性，类圆形，呈低回声，A/T < 1，边界清晰

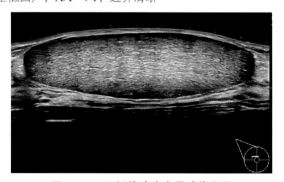

图 7-1-3　巨纤维腺瘤宽景成像所见

患者女性，21 岁，瘤体大小 106mm×30mm，呈均匀性低回声，A/T < 1，包膜清晰光滑

可形成多数细粒状钙化，易被误认为癌钙化，但乳腺纤维腺瘤钙化相对较弥漫分布且形态单一，呈圆形粗颗粒或块状钙化（图7-1-5B，图7-1-6A），而非特殊型浸润性癌钙化呈簇状分布于癌灶内，形态多样，如圆形、线条状、小叉样、小棒状等；⑥边缘型囊性变：纤维腺瘤发生囊性变多位于瘤体边缘部分，有别于非特殊型浸润性癌多发生在中央实质内（图7-1-6B）。

◆ 特殊类型声像：①妊娠期纤维腺瘤：妊娠期雌、孕激素分泌增高，纤维腺瘤生长过快，内部呈极低回声，包膜清晰；内部变性可出现坏死囊性变，局部或整个瘤体出现不规则形甚至大"蜂窝状"无回声区（图7-1-7）。②幼年性纤维腺瘤：又称为富于细胞纤维腺瘤，占所有纤维腺瘤4%。发生青春期和年轻妇女，

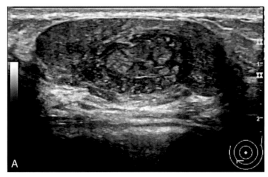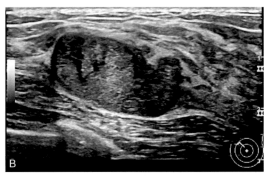

图 7-1-4　纤维腺瘤

A.患者女性，18岁，瘤体内部回声不均匀，内部呈"子母结样"改变；B.患者女性，20岁，瘤体边缘不规则，边界清晰，呈大分叶

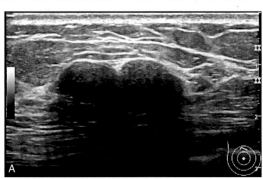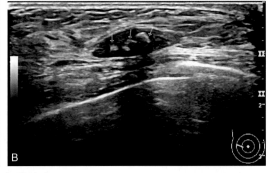

图 7-1-5　纤维腺瘤

A.患者女性，59岁，瘤体浅面包膜光滑，有浅分叶，后方衰减明显；B.患者女性，37岁，瘤体包膜清晰光滑，A/T＜1，内见粗大钙化（↑）

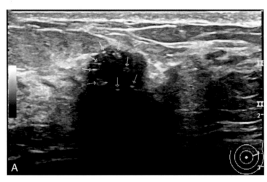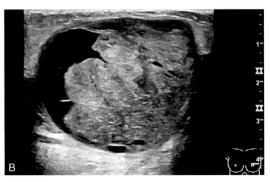

图 7-1-6　纤维腺瘤

A.患者女性，52岁，瘤体包膜清晰，内见多个大小不等钙化（↑），后方衰减明显；B.患儿女，15岁，瘤体包膜清晰光滑，局部边缘实质囊性变

组织学特征间质细胞和上皮细胞明显增生。声像图上瘤体呈膨胀式生长极低回声，回声均匀一致，与富于上皮细胞缺乏声像界面透声良好有关（图 7-1-8）。③囊性纤维腺瘤：表现为高度扩张高回声乳管腔内乳头状低回声突入腔内，乳头常为多个，外形扁平（图 7-1-9），与导管内乳头状癌声像类似，需结合乳头溢血病史鉴别。④纤维腺瘤内癌：多为病理检查确诊，文献报道表现为边界清晰的低回声，内部回声不均匀，见多个簇状强回声不伴声影。

◆ CDFI：纤维腺瘤中血流信号多不丰富，瘤体内无血流信号或仅见点状、条状血流信号（图 7-1-10）。少数瘤体内血流信号丰富，此时多为生长较旺盛期，如哺乳期（图 7-1-11）。

◆ 频谱多普勒：血流频谱为低速低阻力频谱，$RI < 0.7$。

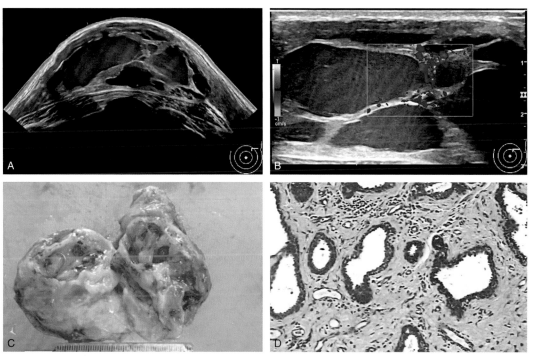

图 7-1-7 哺乳期乳腺纤维瘤，患者女性，24 岁

A. 哺乳期迅速长大，巨纤维瘤直径 > 7cm，其内见大"蜂窝状"无回声区，包膜清晰；B. 瘤体实质呈网格状低回声，CDFI 检查分隔上见丰富血流信号；C. 大体标本瘤体呈灰红色，边界清晰，"蜂房样"外观；D. 显微镜下导管高度扩张，细胞呈分泌样改变

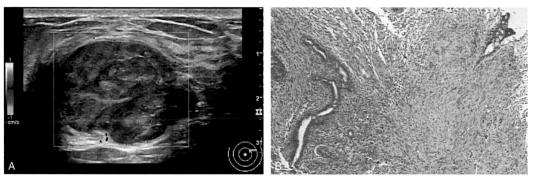

图 7-1-8 幼年性纤维腺瘤，患者女性，27 岁

A. 瘤体膨胀式生长，呈极低回声，边界清晰，血供不明显；B. 光镜下肿瘤上皮和间质均增生，间质细胞明显增多

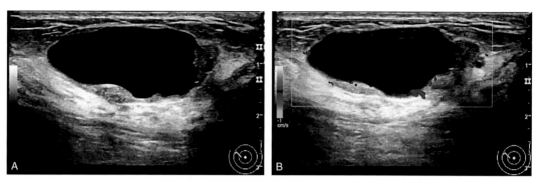

图 7-1-9　囊性纤维腺瘤，患者女性，51 岁

A.高度扩张乳管内局部见扁平乳头样低回声，突入腔内，局部囊壁不连续；B.囊内乳头状低回声内见少量点状、条状血流信号

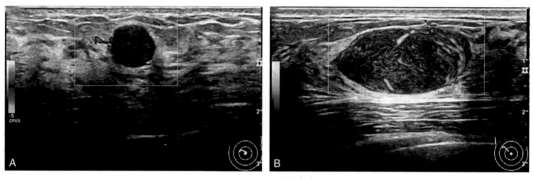

图 7-1-10　纤维腺瘤

A.患者女性，37 岁，瘤体呈圆形，包膜清晰，内未检出血流信号；B.患者女性，38 岁，瘤体内血供丰富，呈规则走行且粗细均匀的血管分支

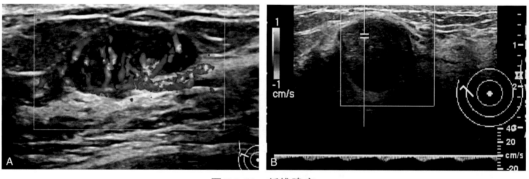

图 7-1-11　纤维腺瘤

A.患者女性，40 岁，瘤体呈椭圆形，包膜清晰，内见丰富规则走行血流信号；B.患者女性，29 岁，PW 示动脉性血流频谱，Vmax 10cm/s，RI 为 0.45

※ **诊断思维要点**

◆ 青年女性乳腺触及无痛性、边界清晰且活动度较大的肿块是重要临床线索；

◆ 纤维腺瘤典型声像图具备明确良性声像图特征；

◆ 不典型声像图中粗大钙化及后方回声衰减须与恶性肿瘤相鉴别；

◆ 处于生长旺盛阶段、妊娠期及哺乳期的纤维腺瘤血供多呈丰富状态。

※ 鉴别诊断

◆ 叶状肿瘤：多见于＞40岁女性，肿瘤迅速长大，瘤体呈分叶状、膨胀式生长和内部不均匀性颗粒样回声特征性声像改变。而巨纤维腺瘤多发生在青春期，轮廓分叶改变不明显，内部回声呈低回声，不具备叶状肿瘤典型的分叶和颗粒样回声特点。若纤维腺瘤术后短期原位复发，病灶呈分叶状、内部回声不均匀要高度怀疑叶状肿瘤。

◆ 导管内乳头状瘤：需要与囊内型纤维腺瘤相鉴别。后者无乳头血性溢液病史，多发生于老年女性，声像图高度扩张，乳管内低回声呈扁平样突起，而导管内乳头状瘤低回声，乳头状突起，直立突入腔内，乳头溢血是重要临床病史线索，否则鉴别困难。

第二节　乳腺错构瘤

※ 临床概述

乳腺错构瘤（mammary hamartoma）是一种特殊的良性肿瘤，由乳腺组织、脂肪组织、增生的纤维结缔组织或成熟透明的软骨组成，有完整包膜。腺体可有多种形态学变化。因组成分类似正常乳腺，Kronshein 和 Bassler 把乳腺错构瘤描述为"器官样结构"（organ-like structure），称之"乳中之乳"（a breast in-side a breast）。

本病的发病机制至今尚不明确。可能是乳房胚芽迷走、异位或胚芽部分发育异常，致使残留的乳腺导管胚芽及纤维脂肪组织在一定条件下异常发育，正常组织错乱组合而构成瘤样畸形生长；也有文献提示与雌激素水平有关。乳腺错构瘤多见于授乳后及绝经后，肿瘤常为单发性，以局部无痛性肿块为唯一症状，极少出现在异位乳腺组织中。常在无意中发现乳腺内质软肿块，呈圆形或椭圆形，界限较清楚，可推动，可有触痛，一般直径2~8cm，肿瘤一般不累及乳头和皮肤，呈良性肿瘤特点。

肿瘤一般为实性圆形或类圆形肿块，有一薄而完整的包膜。切面常为实性，有时可出现小囊肿及乳汁淤积，质地及切面颜色依各种成分所占比例差异而不同。错构瘤主要成分是纤维结缔组织、脂肪组织、乳腺导管和小叶，三种成分以不同比例混合而成。组织学上依据肿瘤的主要成分分为三种常见亚型：①以增生的纤维组织为主时称纤维性错构瘤，在大量的纤维组织中散在少量的乳腺导管、小叶及脂肪组织，颜色灰白，质韧；②以脂肪组织占绝大部分时称腺脂肪瘤，乳腺小叶呈岛状漂浮在脂肪组织中，颜色淡黄，质软；③以乳腺导管和小叶为主时称腺性错构瘤，乳腺导管和小叶间见少量纤维、脂肪组织，颜色灰红色，质中。

乳腺错构瘤本质上是一种良性病变，一般没有恶变倾向，手术切除后愈后良好。

※ 超声表现

◆ 二维超声：①数目：均为单发；②形态：呈圆形、类圆形或椭圆形，探头加压检查时瘤体可发生形变；③包膜：呈清晰、光滑的纤细高回声包绕瘤体周围，有时包绕在晕环外围；④内部回声：多呈混杂不均匀性回声，因瘤体内成分比例不同，内部混杂回声呈不同模式；⑤后方回声：可稍增强或无改变；⑥"香肠切面样征"：高回声或稍高回声与低回声混杂，周边可见纤细完整的高回声包膜环绕，类似"香肠切开断面样征"改变。

冯健等将乳腺错构瘤声像图分三种类型：①混合型：此型最常见（图 7-2-1），呈"香肠切面样征"改变，是超声表现最具特征性的一种类型；②脂肪为主型：肿块位于腺体内，呈高回声，有时亦可表现为稍

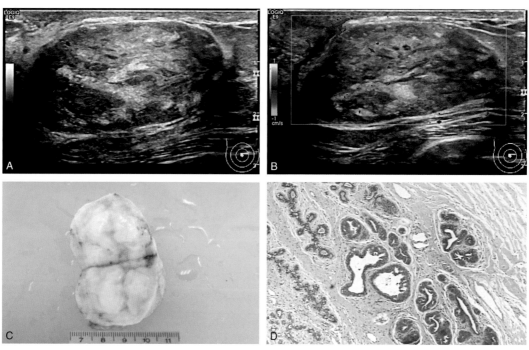

图 7-2-1 乳腺错构瘤，混合型，患者女性，43 岁

A.肿瘤椭圆形，高低混合回声，纤细高回声包膜，呈"香肠切面样征"改变；B.探头加压瘤体变形，内部稀少血供，呈散在点状、条状分布；C.大体标本可见瘤体呈灰红色，边界清晰；D.显微镜下束状纤维组织将腺体分隔成多个小叶单位

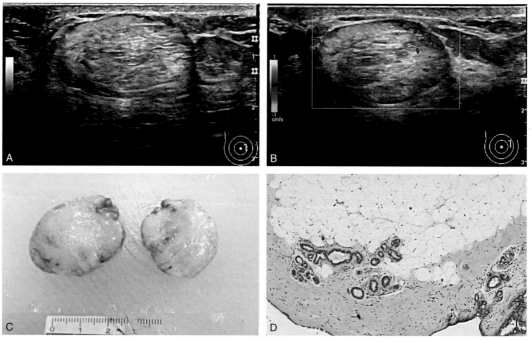

图 7-2-2 乳腺错构瘤，脂肪为主型，患者女性，53 岁

A.肿瘤呈椭圆形，均匀性高回声，边界清晰，有包膜；B.肿瘤内仅见稀少血供，呈点状、短条状分布；C.大体标本呈黄色，边界清晰；D.显微镜下见间质大片状脂肪细胞及边缘排列的乳腺小叶和纤维组织

低回声，内见纹理（图7-2-2）；③纤维腺体为主型：肿块边缘规则，内为均匀性低回声，小部分在边缘部混杂稍高回声，或者在内部可见平行线样分隔（图7-2-3）。

◆ CDFI：瘤体内部血供不丰富，仅见稀少点状、条状血流信号。

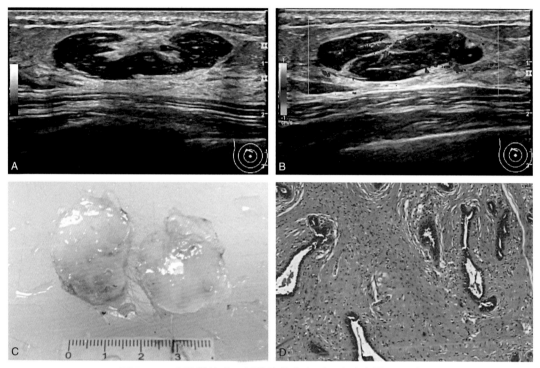

图7-2-3 乳腺错构瘤，纤维腺体为主型，患者女性，27岁

A. 瘤体呈椭圆形，低回声占据大部分瘤体，边界清晰，边缘部混杂稍高回声；B. 瘤体内血供稀少，呈点状、短条状分布；C. 大体标本单个瘤体，灰黄色，边界清晰；D. 显微镜下见大量纤维组织、乳腺小叶及扩张导管

※ **诊断思维要点**

◆ 瘤体呈混杂回声及完整包膜是乳腺错构瘤的特征性表现；

◆ "香肠切面样征"是乳腺错构瘤最容易诊断的声像类型；

◆ 触诊瘤体边界清晰，质地较纤维腺瘤稍软，有助于与之鉴别。

※ **鉴别诊断**

◆ 纤维腺瘤：属于纤维上皮性肿瘤，好发于青年女性，可单发或多发，触诊瘤体边界清晰，移动度较大，有跳跃感，瘤体呈均匀性低回声，有包膜，瘤体受压不会变形。CDFI检查部分瘤体可见丰富血流信号。错构瘤多见于授乳后及绝经后，单发性，瘤体呈混杂回声，有包膜，受压会发生形变，彩色血流检查瘤体血供稀少。综合瘤体内部回声、压缩性有无、血供丰富与否可以鉴别。

◆ 乳腺脂肪瘤：发生在乳房皮下脂肪层，呈圆形、椭圆形均匀性高回声，边界清晰。错构瘤则发生在腺体层，内部多回声不均匀，呈混杂回声改变。发生解剖层次不同是二者主要鉴别点。

◆ 正常腺体内脂肪小叶：中老年女性乳腺腺体层萎缩，脂肪所占比例增大且与腺体混合分布。特定的切面会出现高回声脂肪周边环绕腺体形成的类似包膜样回声，形成假肿瘤声像。旋转探头见到脂肪高回声与周边脂肪组织相连续，即能排除假性肿瘤声像。

第三节　泌乳性腺瘤

　　泌乳性腺瘤（lacting adenoma）属乳腺良性上皮性肿瘤。多发生在妊娠期和哺乳期妇女，单发或多发性结节，肿块界限非常清楚，但无真正包膜，可移动，无痛性。体积较小，直径常 ＜ 3cm。文献报道偶见肿块直径 ＞ 25cm 者。无乳头溢液，临床触诊质软，硬度小于纤维腺瘤。肿瘤也可发生在异位乳腺组织中，如腋下、外阴等部位。大体病理肿块呈实性或多囊状，切面灰黄褐色，可有乳汁及液体流出。镜下由密集排列增生和衬覆活跃分泌细胞的立方上皮小腺泡组成，呈分叶状。腺泡上皮呈不同程度的分泌反应。泌乳性腺瘤直径 ＜ 3cm 有自发性消退的可能。

　　典型声像在腺体层呈均匀性实性高回声，与正常腺体分界清晰，边缘规则，缺乏高回声包膜，探头加压可出现形变。CDFI 检查瘤体内见丰富条状血流信号充满瘤体，频谱多普勒检查可探及动脉性血流信号，呈低速低阻力频谱。随着病情进展，自发性消退时可见瘤体呈均匀性低回声，内部血供减小（图 7-3-1，图 7-3-2）。

　　需要与妊娠期纤维腺瘤相鉴别：既往纤维腺瘤病史，妊娠期及哺乳期增大，回声减低血供丰富，但瘤体与周边腺体有规则纤细高回声包膜分隔；探头加压瘤体不会产生形变；泌乳性腺瘤只发生在妊娠期及哺乳期妇女，较小瘤体可以消退，且缺乏纤维腺瘤的包膜和硬度。

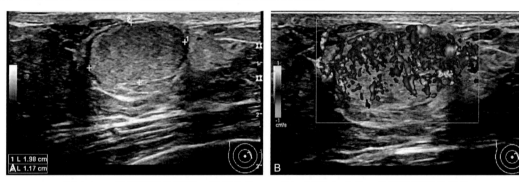

图 7-3-1　乳腺泌乳性腺瘤，患者女性，19 岁，哺乳 2 个月，发现乳腺质软肿物

A. 瘤体边界清晰，边缘规则，呈均匀性高回声，无高回声包膜；B. 瘤体内部见丰富血供，血管走行规则，红蓝相间

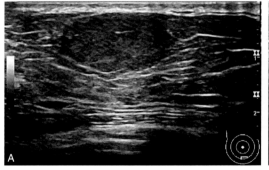

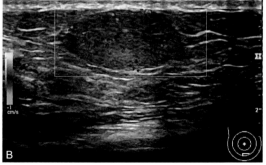

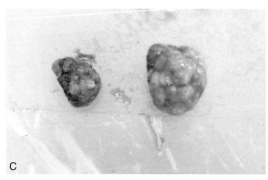 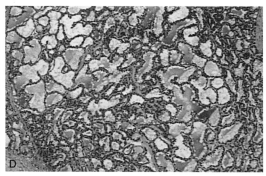

图 7-3-2　泌乳性腺瘤，患者女性，31 岁，发现哺乳期乳腺质软肿物 10 个月

A. 瘤体呈椭圆形，呈均匀性低回声，边界清晰，无高回声包膜；B. 瘤体内血供增多，呈点状、条状分布；C. 大体标本可见 2 个瘤体，灰红色，边界清晰，呈结节表面；D. 显微镜下见上皮细胞表现出广泛分泌改变

（轩维锋　徐晓红　王凤云　李荣岗）

参考文献

[1] 黄焰，张保宁．乳腺肿瘤实用外科学 [M]．北京：人民军医出版社，2015：22-23．

[2] 张祥盛，步宏，赵澄泉．乳腺病理诊断和鉴别诊断 [M]．北京：人民卫生出版社，2014：176-193．

[3] 岳林先．实用浅表器官和软组织超声诊断学 [M]．北京：人民卫生出版社，2011：253-259．

[4] 李泉水．浅表器官超声医学 [M]．北京：人民军医出版社，2013：150．

[5] 张建兴．乳腺超声诊断学 [M]．北京：人民卫生出版社，2012：77-80．

[6] 李群，张龙方，等．乳腺巨大肿瘤声像图表现及彩色多普勒血流显像分析 [J]．中国现代医学杂志，2002，12（21）：67-68．

[7] 李颖嘉，张雪林，龚渭冰．妊娠合并乳腺巨纤维腺瘤 1 例 [J]．中国临床医学影像学杂志，2007，18（4）：275．

[8] 刘轶，伍尧泮．乳腺纤维腺瘤合并导管内癌 [J]．中外医疗，2010（29）14：118-119．

[9] HAN B K, CHOE Y H, KO Y H, et al. Benign papillary lesions of the Breast: Sonographic-Pathologic Correlation[J]. J Ultrasound Med , 1999 , 18（3）: 217-223.

[10] KAJO K, ZUBOR P, DANKO J. Myoid（Muscular）hamartoma of the breast: case report and review of the literature[J]. Breast Care, 2010, 5（5）: 331-334.

[11] SINNETT H D. Adas of breast disease[J]. Br J prast Surg, 1992, 45（1）: 78.

[12] 钱利华，回允中，郭钤新．乳腺错构瘤 8 例分析 [J]．中华普通外科杂志，2001，16（9）：532-533．

[13] 武忠弼，杨光华．中华外科病理学 [M]．北京：人民卫生出版社，2002：1606-1607．

[14] 冯健，李泉水，李征毅，等．乳腺错构瘤的超声与病理表现对照观察 [J]．中国医学影像技术，2009，25（1）：93-96．

[15] 周平心，陈顺平，陈丽霞．乳腺错构瘤的超声诊断 [J]．影像诊断与介入放射学，2012，21（5）：338-340．

[16] 杨宏，周雷，张国超，等．罕见乳腺巨大泌乳性腺瘤一例 [J/OL]．中华临床医师杂志（电子版），

2011, 5（22）: 6849-6850.

[17] LEE E S, KIM I. Multiple vulvar lactating adenomas[J]. Obstet Gynecol, 2011, 118（2）: 478-78.

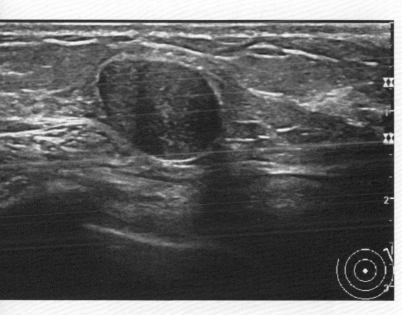

第八章 叶状肿瘤

第一节　叶状肿瘤概述

乳腺叶状肿瘤（phyllodes tumor）是一种较少见的纤维上皮性肿瘤，对该肿瘤的认识过程较为曲折，历史上曾用过"叶状囊肉瘤""乳腺混合瘤""假性肉瘤"等不同名称。1981年版WHO分类将其称为"叶状肿瘤"或"叶状囊肉瘤"，2003年版WHO中仅保留"叶状肿瘤"这一名词，根据肿瘤的间质细胞密度、细胞异型性、核分裂及肿瘤边缘情况将其分为良性、交界性和恶性三个级别。其中良性多见。一般认为叶状肿瘤来源于小叶内或导管周间质，亦可由纤维腺瘤发展而来。2012年版WHO沿用了2003版的分类，同时增加了一些诊断细节。

在西方国家，叶状肿瘤占乳腺原发性肿瘤的0.3%～1%，占纤维上皮性肿瘤的2.5%。多发生在中年妇女，平均年龄40～50岁，发病年龄比纤维腺瘤大15～20岁。亚洲国家中叶状肿瘤发病年龄较轻，平均25～30岁。

第二节　叶状肿瘤临床及超声表现

※ 临床概述

叶状肿瘤多以无痛性乳房肿块为首发症状，直径＞4cm的肿块或短期内快速增长的肿块临床更倾向叶状肿瘤的诊断。亦有少数以良性肿瘤切除后短期复发长大而引起注意。肿瘤常呈单侧单发性，多发病灶或双侧性少见。肿瘤呈圆形、分叶状或不规则形，边界清楚，触之活动，质硬活韧，有时有弹性或囊性感，与皮肤不粘连。非常大的瘤体（直径＞10cm）可造成皮肤绷紧伴浅表静脉曲张（图8-2-1）。肿瘤直径平均4～5cm，有大至45cm的文献报道。随着影像学发展，越来越多体积较小的叶状肿瘤被检出。乳腺MG检查可见胸前软组织肿块，呈高密度，分叶状生长（图8-2-2）。

叶状肿瘤呈边界清楚、质硬的膨胀性肿块，结节状。切面从棕褐色到灰白色，淡粉色，有时可呈黏液状，局部区域可见囊腔或裂隙，内含清亮液体、血性或胶冻状物，肿瘤可呈息肉状或乳头状突入囊腔，实

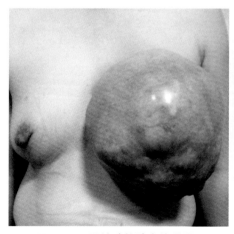

图8-2-1　恶性叶状肿瘤外观照，
患者女性，51岁

肿瘤巨大，外观呈凹凸分叶状，表面静脉曲张

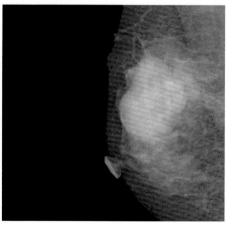

图8-2-2　良性叶状肿瘤MG所见，
患者女性，41岁

MG可见肿物呈高密度分叶状

性区域呈编织状、旋涡状。有时体积较大肿瘤可见坏死、出血黏液样变性（图 8-2-3）。

显微镜下叶状肿瘤由上皮成分与间质成分组成，形成叶片样结构。根据 2012 年版 WHO 分类诊断标准，从肿瘤边界、间质细胞丰富程度、核分裂象、细胞异型性等方面将叶状肿瘤分为良性、交界性、恶性（表 8-2-1）。

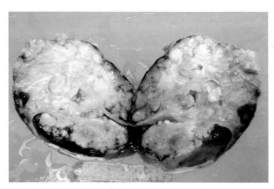

图 8-2-3　良性叶状肿瘤，患者女性，39 岁

切面囊实性，实性区呈分叶状，可见裂隙状结构，部分区域灰白质脆，部分区域灰红质稍韧，散在囊性变区，囊内含清液

表 8-2-1 叶状肿瘤组织学特征（2012 年版 WHO 乳腺肿瘤分类）

项目	良性	交界性	恶性
肿瘤边界	界清	界清，可有局部浸润	浸润
间质细胞密度	轻度富于细胞，弥漫性或不均一分布	中度富于细胞，可有弥漫性或不均匀一分布	富于细胞，细胞显著异型，弥漫性分布
间质异型性	轻度或无	轻度或中度	显著
核分裂	少（＜5个/10HPF）	较多见（＜5~9个/10HPF）	丰富（＞10个/10HPF）
间质过度增生	无	无或局部	常有
恶性间叶源性成分	无	无	可有
在乳腺肿瘤中的比例	少见	罕见	罕见

※ 超声表现

乳腺叶状肿瘤典型声像为腺体层分叶状、膨胀式生长的不均匀颗粒状且呈边界清晰低回声团块（图 8-2-4）。随肿瘤体积增大而趋于典型声像图改变。

◆ 形态：呈圆形、小分叶、大分叶状、不规则形或巨型肿块，随肿瘤体积增大，尤其直径＞40mm 分叶特征愈加明显（图 8-2-5 ~ 图 8-2-7）；

◆ 回声：表现为不均匀性低回声或极低回声，自粗糙颗粒样至结节样改变；

◆ 边界：良性类型边界清晰，交界性及恶性类型边界多模糊，浸润感；

◆ 生长方式：膨胀式生长与间质过度增生有关，恶性叶状肿瘤体积巨大时尤其明显；

◆ CDFI 检查：良性、交界性、恶性叶状肿瘤内血供呈逐渐增多，分布杂乱；

◆ 腋窝淋巴结：多不受累。

良性叶状肿瘤　属于叶状肿瘤最常见类型，多见于＞40 岁女性，肿块最大径＞4cm 多见，呈椭圆形、不同程度分叶状，膨胀式生长，边界清晰，呈不均匀性颗粒状低回声，可见散在短线样高回声，偶见局部囊性变，钙化罕见。CDFI 检查肿瘤内部血流信号以稀疏、散在，静脉性为主（图 8-2-8 ~ 图 8-2-10）。

交界性叶状肿瘤 属于叶状肿瘤罕见类型，＞50岁女性多见。纤维腺瘤手术后原位复发快速增长肿物，高度提示本病。肿瘤呈分叶状、膨胀式生长，边界清晰，局部呈浸润性致边界不清晰，内部回声粗杂颗粒状。彩色血流检查肿瘤内可见丰富血供，分布杂乱，动静脉混合性（图8-2-11，图8-2-12）。

恶性叶状肿瘤 属于极其罕见类型，短期迅速长大，肿瘤体积巨大，最大径＞20cm，乳房外观凹凸不平，静脉曲张。因肿瘤体积巨大，超声频率9MHz尤为适用，肿瘤内部见结节状极低回声，周边见纤细高回声分隔，散在分布大小不等的无回声囊腔，腋窝淋巴结可见转移性肿大（图8-2-13）。

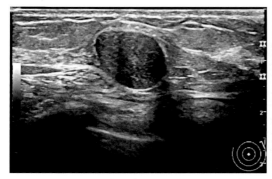

图 8-2-4 良性叶状肿瘤，患者女性，44 岁

肿瘤大小 15mm×11mm，呈椭圆形低回声，边界清晰

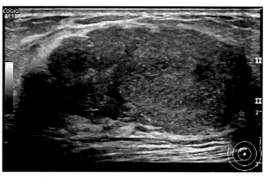

图 8-2-5 交界性叶状肿瘤，患者女性，71 岁

肿瘤大小 50mm×21mm，小分叶状，呈颗粒样回声，边界模糊

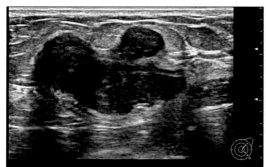

图 8-2-6 良性叶状肿瘤，患者女性，47 岁

肿瘤大小 34mm×18mm，大分叶状，膨胀式生长，边界清晰

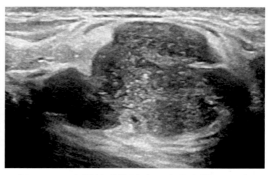

图 8-2-7 交界性叶状肿瘤，患者女性，45 岁

肿瘤大小 35mm×19mm，表现不规则形，呈增粗低回声

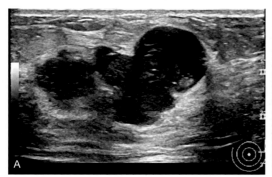

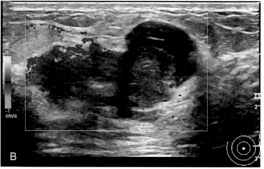

图 8-2-8 良性叶状肿瘤，患者女性，54 岁，肿瘤大小 32mm×13mm

A.肿瘤呈分叶状极低回声，边界清晰，边缘不规则，局部见无回声囊腔；B.CDFI 仅于肿瘤周边见散在血流信号，内部血供稀少

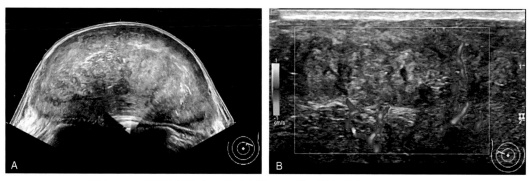

图 8-2-9　良性叶状肿瘤，患者女性，36 岁，肿瘤大小 160mm×55mm

A. 肿瘤体积较大，膨胀式生长，内部回声粗杂不均，边界清晰；B. 内部回声呈颗粒样改变，CDFI 检查见稀疏、散在分布的条状血流信号

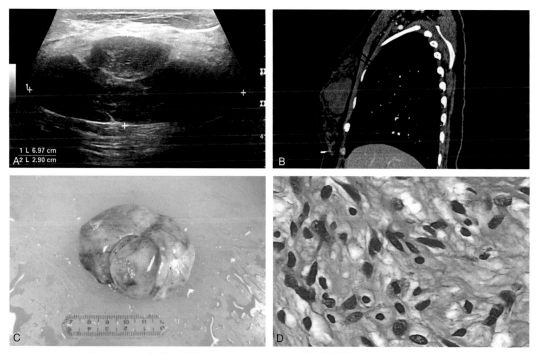

图 8-2-10　良性叶状肿瘤，患者女性，43 岁，快速长大乳腺肿瘤 2 个月

A. 肿瘤大小 70mm×29mm，呈分叶状，内见分隔；B. CT 显示瘤体呈分叶状，边界清晰；C. 大体见分叶状，边界清晰；D. 镜下核分裂象约＜ 4 个 /10HPF

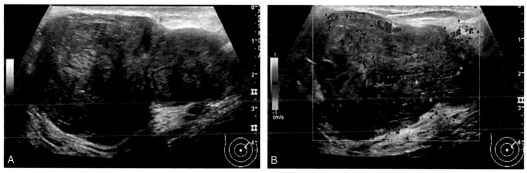

图 8-2-11　交界性叶状肿瘤，患者女性，43 岁，肿瘤大小 63mm×32mm

A. 肿瘤体积大，膨胀式生长，回声粗杂，局部包膜浸润性；B. 肿瘤内部血供丰富，呈点状、条状分布，局部呈 "湖泊状"

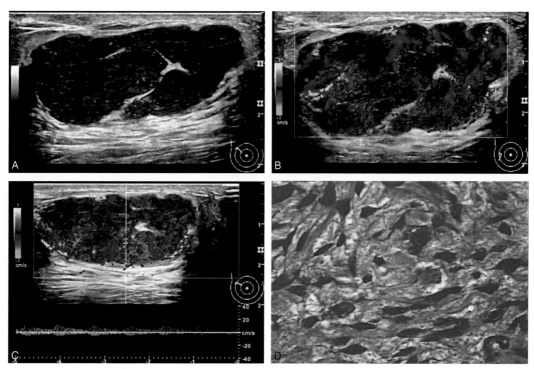

图 8-2-12　交界性叶状肿瘤，患者女性，42 岁，纤维瘤术后半年复发，肿瘤大小 62mm×22mm

A. 肿瘤内部回声不均，边界不清晰，浸润性生长；B. 血供丰富，呈条状布满肿瘤内部，血管管径粗细不均；C. PW 显示动静脉混合性，RI 为 0.68；D. 镜下所见间质梭形细胞稍丰富，散在淋巴细胞及嗜酸性粒细胞浸润，核分裂象约 10 个 /10HPF

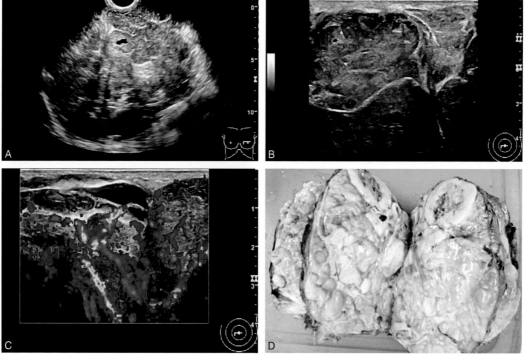

图 8-2-13　恶性叶状肿瘤，患者女性，52 岁，快速长大乳腺肿瘤半年（肿瘤外观如图 8-2-1）

A. 肿瘤体积巨大，内部呈结节样低回声，见纤细高回声分隔，浸润性生长；B. 内见分叶状高回声分隔，边缘呈浸润性；C. 实性成分血供极其丰富，呈 "火海样" 分布；D. 大体标本切面淡红色、灰白色、结节状、旋涡状，局部区域见多个囊性变区

第三节　叶状肿瘤诊断要点及鉴别诊断

※ 诊断思维要点

◆ 发病年龄＞40岁，乳腺无痛性肿块直径＞4cm或短期内肿块快速生长，倾向于叶状肿瘤诊断。

◆ 瘤体呈分叶状、膨胀式生长和内部不均匀性颗粒样回声是叶状肿瘤声像图特征性改变。

◆ 肿瘤内部血供丰富、走行杂乱，高度提示交界性、恶性叶状肿瘤可能。

◆ 肿瘤体积巨大，外观可见凹凸不平，表浅静脉曲张，内部呈结节样回声及囊性变，多为恶性叶状肿瘤。

※ 鉴别诊断

◆ 幼年性纤维腺瘤：主要发生在青春期和年轻妇女的富于细胞纤维腺瘤，大多数单发无痛性肿块，当生长速度较快时，可致乳腺变形，约占纤维腺瘤的4%，以20岁以下女性多见。声像图可占据大部、甚至整个乳房，呈椭圆形均匀性低回声，边界清晰，边缘规则（图8-3-1）。需要与良性叶状肿瘤鉴别。良性叶状肿瘤多发生于40岁以上女性，呈分叶状不均匀颗粒样低回声。尽管两种疾病肿瘤体积都可以＞4cm，发病年龄和肿瘤内部回声可以鉴别。

◆ 非特殊型浸润性癌：癌灶巨大时，呈不规则形极低回声，边界不清晰，浸润性生长，内见砂粒体，浅面可累及皮肤，深部可侵蚀胸肌，导致连续性中断。同侧腋窝可见多发性淋巴结转移性肿大。彩色血流检查癌灶内可见粗大穿支性血管，管径粗细不均，PW检查见高阻力动脉性频谱，RI＞0.70（图8-3-2）。叶状肿瘤体积巨大时，外形呈分叶状，内部呈不均匀性结节样低回声，膨胀式生长，内部见多个囊性变无回声区，罕见钙化。不侵蚀皮肤，腋窝淋巴结多不受累。

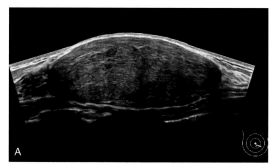
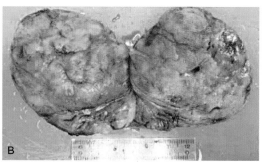

图 8-3-1　巨纤维腺瘤，患者女性，17岁

A.瘤体呈椭圆形均匀性低回声，边界清晰，见高回声包膜；B.大体有包膜，实质呈灰白均质状，未见囊性变

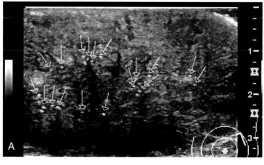
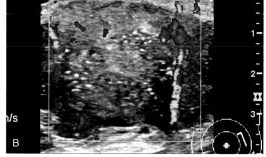

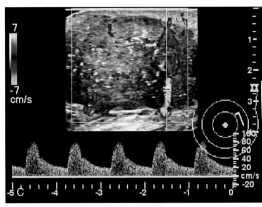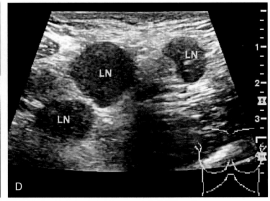

图 8-3-2　非特殊型浸润性癌，患者女性，54 岁

A. 癌灶累及皮肤层，呈极低回声，内见大量砂粒体（黄色↑）；B. 内部见粗大穿支血管，管径粗细不均；C. PW 检查高速高阻力血流频谱，RI 为 0.72；D. 同侧腋窝多发性淋巴结转移性肿大，呈类圆形低回声

第四节　叶状肿瘤治疗及预后

　　所有叶状肿瘤均可局部复发，总的复发率为 21%，总转移率为 10%。叶状肿瘤主要通过血道转移，肺和骨是最常见的转移部位。最初的复发可以纤维上皮成分存在，也可以只有间质成分，随着复发次数的增多，后期形态可以仅有间质成分存在。

　　回顾性研究认为，手术切缘阳性、肿瘤体积巨大、间质过度生长、组织学分级是叶状肿瘤保乳手术后局部复发的危险因素。

　　由于该肿瘤主要以局部复发为主（图 8-4-1），仅少数有血道转移，淋巴结转移也非常少见。因此，对于较小的肿瘤，目前的手术以局部扩大切除为主，手术切缘应至少距离肿瘤 1cm，对于较大的肿瘤应行乳腺切除术。

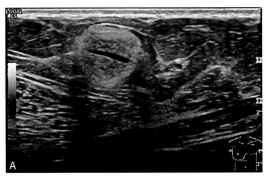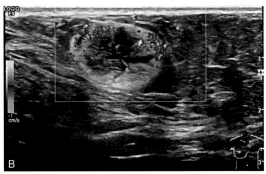

图 8-4-1　恶性叶状肿瘤术后胸壁复发，患者女性，62 岁

　　A. 位于胸壁皮下，呈圆形高回声，中央见囊性变，与周边组织连接紧密；B. 呈不均匀性高回声，内部见丰富、分布杂乱血流信号

（轩维锋　徐晓红　王庆涛　项尖尖）

参考文献

[1] 张祥盛，步宏，赵澄泉. 乳腺病理诊断和鉴别诊断 [M]. 北京：人民卫生出版社，2014：259-267.

[2] 龚西騟，丁华野. 乳腺病理学 [M]. 北京：人民卫生出版社，2009：451-453.

[3] 李俊，赵卫，罗春燕. 乳腺分叶状肿瘤影像表现分析 [J]. 实用放射学杂志，2015，31（1）：50-52.

[4] 霍兰茹，刘佩芳，徐熠琳，等. 乳腺叶状肿瘤超声表现与病理相关性研究 [J]. 中国肿瘤临床，2014，41（9）：571-575.

[5] 张韵华，刘利民，夏罕生，等. 乳腺叶状肿瘤的二维、彩色及弹性超声表现 [J]. 中国临床医学，2014，21（3）：307-310.

[6] 吴丽珍，柴文英. 高频超声综合参数在乳腺叶状肿瘤与纤维腺瘤鉴别诊断中的价值 [J]. 昆明医科大学学报，2012，33（10）：118-122.

[7] 张建兴. 乳腺超声诊断学 [M]. 北京：人民卫生出版社，2012：136-140.

[8] 邓志勇，张阳，陈金珍，等. 13 例乳腺叶状肿瘤临床病理特征分析 [J]. 现代肿瘤医学，2008，16（2）：214-215.

[9] MARDIANA A A, FRANK S, KERIN M J, et al. malignant phyllodes tumour with liposarcomatous differentation, invasive tubular carcinoma, and ducal and lobular carcinoma in situ: case report and review of the literature[J]. Patholog Res Int, 2010（2）：1-8.

[10] ASOGLU O, UGURLU M M, BLANCHARD K, et al. Risk factors for recurrence and death after primary surgical treatment of malignant phyllodes tumors[J]. Ann Surg Oncol, 2004, 1011（11）：1017.

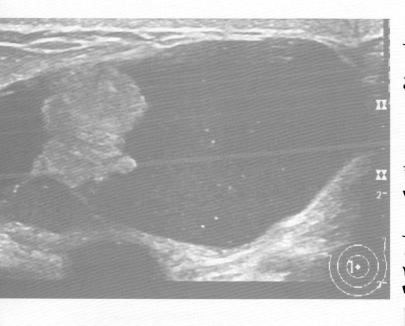

乳腺超声与病理诊断

第九章　导管内乳头状肿瘤

2003 年 WHO 分类中乳腺导管内乳头状肿瘤被作为一组疾病单独列出，包括中央型导管内乳头状瘤、外周型乳头状瘤、不典型乳头状瘤、导管内乳头状癌和包裹性乳头状癌。

第一节　中央型导管内乳头状瘤

※ 临床概述

乳腺中央型导管内乳头状瘤（central papilloma）是指发生在大导管或主导管的乳头状瘤，也称为大导管乳头状瘤或主导管乳头状瘤，通常位于乳晕下区。乳腺的大导管系统包括集合管、乳窦、乳段导管和乳段下导管。发生于乳段下导管的瘤体则位于乳腺实质导管内。一般认为本病与雌激素的过度刺激有关。

中央型乳头状瘤好发于 40 ~ 50 岁女性，乳头溢液（浆液性、血性或两者混合）是最常见的临床症状（图 9-1-1），见于 64% ~ 88% 患者。仅少数乳头状瘤形成可触及的乳房肿块。乳头溢液多为单孔性，少数为 2 个或多个乳孔。导管造影表现为主导管完全梗阻，导管突然中断，断端呈杯口状，近端导管管径正常或轻度扩张，远端导管未显示（图 9-1-2）；部分分支导管梗阻，导管腔内出现充盈缺损，大多为单个充盈缺损，仅少数可见多个缺损，充盈缺损表现为圆形、椭圆形或不规则形，病变近端导管扩张或正常。乳管镜（fiberoptic ductoscopy，FDS）可通过直接观察乳管内病变，直视下放置定位针以准确判断乳管内病变位置，明确乳头溢液病因及导管内占位性病变的性质，对中央型乳头状瘤诊断能够提供更直观的证据。

中央型乳头状瘤大小变化很大，从数毫米到 3 ~ 4cm 或更大，并可沿导管向周围延伸数厘米。仅体积较大的中央乳头状瘤可在肉眼观察时发现带蒂肿瘤附着于扩张导管壁上，体积较小者肉眼不易识别。肉眼可辨乳头状瘤表面呈颗粒状，切面为灰白或灰红色（图 9-1-3），质地嫩脆，扩张导管内有时可见浆液性或血性积液。组织病理学特征是具有纤维血管轴心的上皮增生在大导管中形成具有"树枝状"结构的病变（图 9-1-4）。中央型乳头状瘤可再分为单纯型和复合型。前者乳头状病变仅见于个别扩张乳管，后者则有多个导管受累。

中央型乳头状瘤首选手术治疗。对于单孔性血性溢液，行乳房区段切除。通常认为导管内乳头状瘤属于良性肿瘤，但 6% ~ 8% 病例可以发生恶变，应早期行手术治疗。

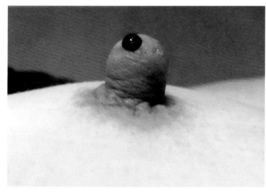

图 9-1-1　乳头溢血外观所见乳头内上乳孔暗红色血滴

内下乳孔见白色液体

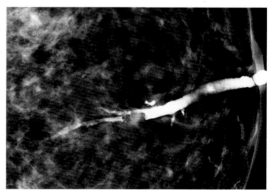

图 9-1-2　导管乳头状瘤乳管造影所见

大乳管向腔内突出乳头，致充盈缺损，远端导管部分显示

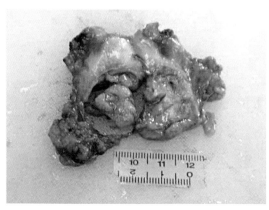

图 9-1-3　中央型导管内乳头状瘤

大体可见高度扩张乳管内灰白色乳头，有蒂与管壁相连

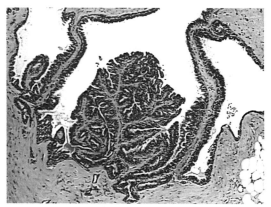

图 9-1-4　中央型导管内乳头状瘤光镜下大体

乳头状瘤呈 "树枝状" 结构和被覆的双层上皮（腺上皮和肌上皮）

※ 超声表现

不同程度扩张的乳管壁、内部乳头状瘤体和周围包绕液体是中央型导管内乳头状瘤声像图解剖基础。乳管壁呈高回声，呈圆形、椭圆形、管状扩张；乳头状瘤瘤体呈极低回声，呈圆形、椭圆形、甚至分叶状，边界清晰；周围包绕液体多呈均匀无回声区，形态可为大片状、不规则形、月牙形，亦可无液体无回声而仅见瘤体及乳管壁回声（图 9-1-5）。

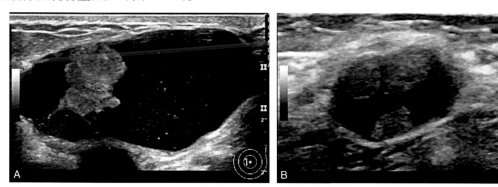

图 9-1-5　中央型导管内乳头状瘤（囊壁环状高回声＋乳头低回声＋乳头旁包绕液体无回声）

A. 患者女性，64 岁，单个乳头，外形不规则，蒂部较窄，囊壁高度扩张，呈高回声；B. 患者女性，21 岁，多个乳头，呈低回声，腔内乳头周边被无回声（囊腔内积液）包绕

◆ 二维超声：①数目：瘤体多为单个，少数可为 2 个或以上；②乳管：可见于单个或多条乳管，多条乳管受累时可位于两个象限；③大小：乳头状导管瘤瘤体大小不等，从数毫米到 3~4cm；④位置：位于乳头、乳晕下及周边大乳管管腔内；⑤回声类型：根据 Boo-Kyung Han 等研究的声像图特征，中央型导管内乳头状瘤可分为以下五种回声类型。Ⅰ型：导管扩张伴管腔内乳头状低回声或低回声充填（图 9-1-6，图 9-1-7）；Ⅱ型：囊实混合性团块，囊性无回声区常为局限性导管扩张形成，囊壁可见乳头状低回声突入囊内，或仅在低回声边缘显示少量无回声包绕（图 9-1-8）；Ⅲ型：局限性导管扩张，远端导管壁不规则或中断（图 9-1-9）；Ⅳ型：导管扩张伴远端中断处乳头状低回声（图 9-1-10）；Ⅴ型：腺体内低回声结节不伴有周边导管扩张（图 9-1-11）。

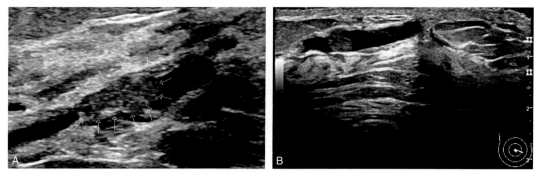

图 9-1-6　中央型导管内乳头状瘤，Ⅰ型导管扩张伴乳头型

A.患者女性，41 岁，高度扩张乳管腔内乳头状低回声（黄色↑）；B.患者女性，48 岁，高度扩张乳管腔内见乳头低回声，边界清晰

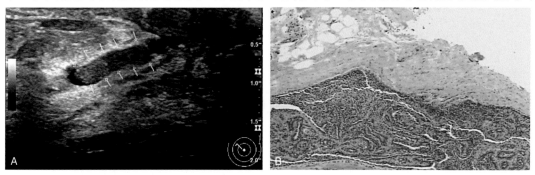

图 9-1-7　中央型导管内乳头状瘤，患者女性，43 岁，Ⅰ型管腔内实性充填型

A.扩张高回声乳管壁（↑），管腔内充填实性低回声；B.光镜下可见乳管腔内为"树枝状"乳头充填

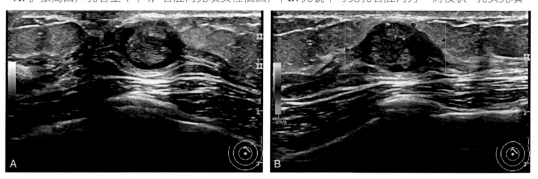

图 9-1-8　中央型导管内乳头状瘤，患者女性，40 岁，Ⅱ型囊实混合团块型

A.囊性扩张乳管内可见低回声乳头突入腔内，周边无回声，两端可见与扩张乳管相连；B.低回声内部见极性条状血流信号

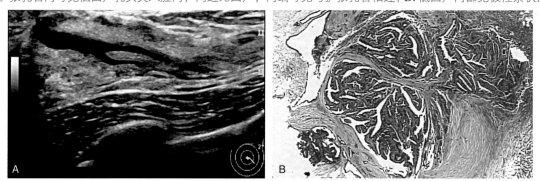

图 9-1-9　中央型导管内乳头状瘤，患者女性，33 岁，Ⅲ型单纯导管扩张型

A.仅见扩张大乳管，内径 2.7mm，腔内未见乳头结构；B.显微镜下仅远端小导管腔内多个"树枝状"乳头结构，近端大乳管腔未见乳头

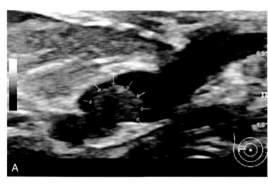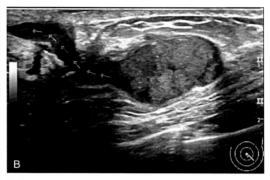

图 9-1-10　中央型导管内乳头状瘤Ⅳ型，患者女性，33 岁，

A.导管扩张，截断处见乳头状低回声（黄色↑）；B.大乳管走行方向（黄色↑），远端处为乳头状瘤体低回声

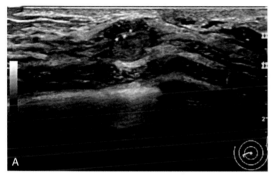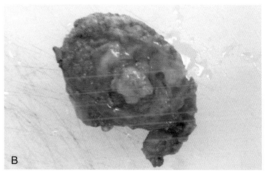

图 9-1-11　中央型导管内乳头状瘤，患者女性，41 岁，Ⅴ型实性结节型

A.乳头状瘤呈极低回声，内见砂粒体，周边无液性无回声包绕；B.大体标本见乳头呈"灰红菜花样"，质地嫩脆

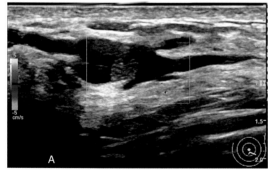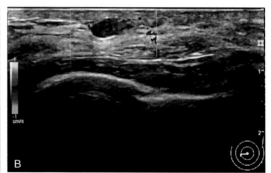

图 9-1-12　中央型导管内乳头状瘤 CDFI 所见

A.突入扩张乳管内乳头状瘤瘤体内部见细条状血流信号；B.乳头状瘤瘤体呈极低回声，一侧可见丰富彩色血流信号（极性血供）

　　◆ CDFI：少数瘤体周边或内部可见点状、棒状、条状血流信号。由于瘤体较小或增生不活跃，血供不足、滋养血管流速过低，多数瘤体难以探及彩色血流信号。CDFI 检查对本病的诊断价值不大。自乳头基底进入瘤体条状血流及瘤体局部异常丰富血供（极性血供）为特征性表现，但出现率不高（图 9-1-12）。

　　※ **诊断思维要点**

　　◆ 乳头血性溢液：中央型导管内乳头状瘤的重要临床线索；

　　◆ 典型声像图：扩张的乳管壁高回声内见乳头状低回声及其周围被无回声区包绕；

　　◆ 超声寻找及定位步骤：①具备典型声像图病灶，容易确定病灶位置及大小，进而进行体表定位；②难辨类型病灶定位：第一步，在超声检查前轻轻挤压乳头，观察溢液从哪个区域乳孔流出；第二步，放置探头到相应象限乳房腺体内扫查，发现可疑病灶或扩张乳管时，用手指轻压其表面皮肤，若乳头溢液流出，可确认此处为乳头状瘤病灶或病变乳管；第三步，沿瘤灶至乳头体表连线皮肤按压，溢液流出，则可在体表确认病变引流大乳管的方向，进而行体表标记（图 9-1-13）。

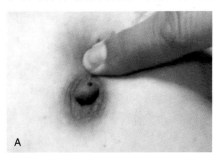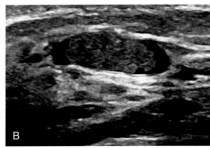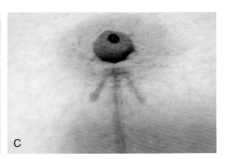

图 9-1-13　中央型导管内乳头状瘤检查步骤

A. 第一步，按压乳头确定溢液流出位置，进而判断病变所在象限；B. 第二步，探头检查确认病灶所在乳管位置；C. 第三步，体表标示病变乳管体表投影

※ 注意事项

手指挤压乳头要轻，目的是要保留更多液体在病变乳管内部，便于超声检查寻找病灶；探头检查放置方向应与大乳管走行方向平行；若为中央孔溢液，则应在超声检查前通过四周向乳头方向轻压，确定大致溢血乳管所在象限后再行超声检查。

※ 鉴别诊断

纤维腺瘤囊性变属于纤维上皮性肿瘤，好发于青中年女性，声像图表现为规则低回声，边界清晰，CDFI 超声检查可见边缘性血供为主的规则血流信号。合并囊性变时，囊性变多发生于瘤体周边，呈不规则锯齿状无回声，需要与声像图 Ⅱ 型中央性导管内乳头状瘤鉴别。在临床触诊时纤维腺瘤瘤体移动度大，而中央型导管内乳头状瘤无移动度，触诊可见乳头溢液或溢血，结合临床检查鉴别不难。

第二节　外周型乳头状瘤

※ 临床概述

外周型乳头状瘤（peripheral papilloma）常为多发性，表现为发生于多个终末导管小叶单位内和导管系统远端分支的乳头状增生。外周型患者较单发性中央型患者年轻。外周型乳头状瘤发生临床偶尔表现为乳头溢液，很少形成肿块，大多数情况可在显微镜下被偶然发现。

外周型乳头状瘤大体检查通常难以辨认。显微镜下组织学特征类似于中央型导管内乳头状瘤。但例外的是外周型乳头状瘤通常多个乳头同时向管腔内突起和增生，并在导管壁上有多个附着点，不像中央型乳头状瘤通常只有一个乳头和一个附着点，小的乳头状瘤也可有局部纤维化（图 9-2-1）。

因本病病灶多较小，超声检查难以发现如此细小病变，故多在其他疾病乳腺手术切除组织病理学检查时确诊。

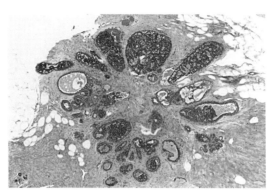

图 9-2-1　外周型乳头状瘤镜下所见

发生在导管远端分支，乳头体积较小

第三节　不典型乳头状瘤

※ 临床概述

乳头状瘤会在局部区域出现轻度非典型的单一细胞增生，且达到了不典型导管增生或低级别 DCIS 的诊断标准。根据局部受累范围的大小，可以把这些病变分为不典型乳头状瘤（atypical papilloma）和乳头状瘤伴 DCIS。

不典型乳头状瘤大体形态类似于导管内乳头状瘤。显微镜下不典型乳头状瘤大部分区域通常由导管内乳头状瘤组成。小部分具有不典型导管增生的区域则可见小灶性单形性上皮细胞并伴有筛状结构。根据不同的诊断标准，具有这些细胞的区域应＜整个病变的 1/3 或直径＜ 3mm。

※ 超声表现

声像图类似中央型导管内乳头状瘤表现。扩张乳管内低回声乳头数目呈多发性、乳头基底部管壁模糊及乳头局部血供异常丰富、杂乱走行时要高度怀疑不典型乳头状瘤（图 9-3-1 ～ 图 9-3-3）。

※ 诊断思维要点

◆ 发病年龄较中央型导管内乳头状瘤偏大，以＞ 50 岁女性常见；

◆ 不典型乳头状瘤声像图类似中央型导管内乳头状瘤，确诊需病理学检查。

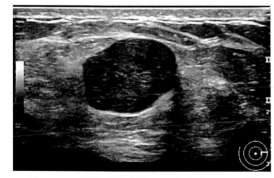

图 9-3-1　不典型乳头状瘤，患者女性，52 岁

边界清晰，内见低回声乳头

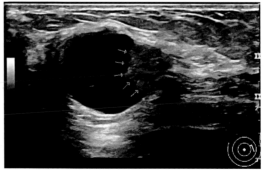

图 9-3-2　不典型乳头状瘤，患者女性，61 岁

低回声乳头（黄色↑），基底部管壁模糊

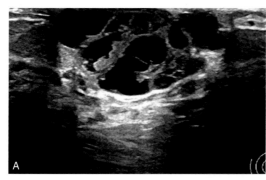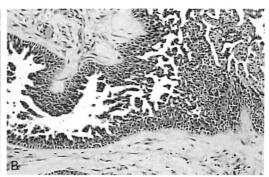

图 9-3-3　不典型乳头状瘤，患者女性，48 岁

A.病灶位于乳晕下，呈"蜂窝状"，分隔上见低回声乳头，彼此融合；B.镜下导管上皮细胞呈细小乳头状增生，细胞增生较活跃，局部细胞较一致

※ 鉴别诊断

◆ 中央型导管内乳头状瘤：与不典型乳头状瘤声像图类似，二维超声鉴别困难。但发现扩张管腔内乳头数目较多或低回声乳头基底部管壁模糊时，应提示不典型乳头状瘤可能。

◆ 纤维腺瘤：呈均匀性低回声瘤体周边包绕高回声包膜与实性型不典型导管乳头状瘤回声相似。彩色血流检查纤维腺瘤瘤体内多可见均匀性分布血供，血管分支粗细均匀。而不典型导管乳头状瘤多见极性进入瘤体的丰富杂乱血流信号。

第四节　导管内乳头状癌

※ 临床概述

导管内乳头状原位癌（papillary ductal carcinoma in stu）是一种呈乳头状结构生长的导管原位癌，具有被覆肿瘤上皮细胞的纤维血管轴心。大约占所有乳腺癌的 2%。大多数患者为 50~60 岁。大的导管内乳头状癌患者可能出现临床触及的肿块或乳头溢液。

大多数导管内乳头状癌由影像学检出，大体检查上一般不会有显著异常。导管内乳头状癌可分为单发中央型和多发外周型。显微镜下导管内乳头状癌的乳头见纤细的纤维血管轴心，上皮由一层到数层单形性上皮细胞构成，伴有不同程度的细胞复层化。持续生长的上皮可填满乳头间隙，使乳头结构模糊不清（图 9-4-1A）。肿瘤上皮细胞核多数具有低等或中等级别的非典型性。乳头状结构中肌上皮细胞的缺失是导管内乳头状癌的一个重要特征。

※ 超声表现

◆ 二维超声：①形态：单发中央型癌灶呈圆形、椭圆形（图 9-4-1B），多发外周型癌灶则呈沿大乳管走行方向楔形分布（图 9-4-2）；②回声：癌灶呈实性极低回声，周边伴清晰高回声包绕，因癌细胞是肿瘤主要成分，癌细胞致内部缺乏声学界面而表现为极低回声；③边界：清晰光滑的边界且膨胀式生长是导管内乳头状癌特征性声像，区别于非特殊型浸润性癌的边界不清和浸润性生长方式。

◆ CDFI：癌灶体积较大时，可见丰富杂乱走行血流信号，局限在极低回声区域而不超出边界。血流分布散在呈"花彩样"，缺乏非特殊型浸润性癌粗大穿支动脉。

※ 诊断思维要点

诊断思路需要分三步：

◆ 第一步，实性极低回声外周高回声包绕提示导管内乳头状病变；

◆ 第二步，病灶内血供丰富杂乱且未超出其边界符合恶性病灶血管模式；

◆ 第三步，发生于 50～60 岁女性，属于导管内乳头状癌高发年龄阶段。

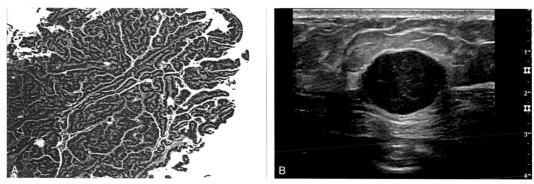

图 9-4-1　导管内乳头状癌，患者女性，69 岁，单发中央型

A. 镜下癌灶内乳头纤细，持续增长的上皮填满乳头间隙；B. 椭圆形环状高回声包绕极低回声，膨胀性生长

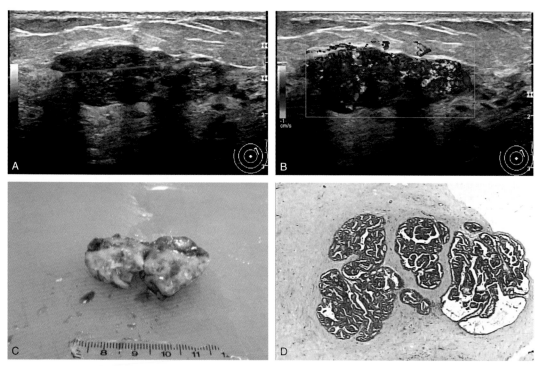

图 9-4-2　导管内乳头状癌，患者女性，64 岁，多发外周型

A. 癌灶呈楔形，边界清晰光滑；B. 血供丰富杂乱，但未超出癌灶边界；C. 大体标本可见呈灰白质硬团块，与周边乳腺组织分界明显；D. 显微镜下癌灶累及多个细小乳管，细小乳头分支之间可见间隙

※ 鉴别诊断

非特殊型浸润性癌声像图可表现为椭圆形极低回声，边界清晰类型，彩色血流检查多可见癌灶边缘穿

入性血管分支，腋窝可见淋巴结转移性肿大。临床上触诊质地硬，有粘连感，发病率高。而导管内乳头状癌癌灶多为清晰高回声包绕，内部血供丰富但不超出边界，且不伴有腋窝淋巴结肿大。临床上发病罕见，乳头溢血常为主要表现。

第五节　包裹性乳头状癌

※ 临床概述

Gatchell 等最初提出囊内乳头状癌的名称，曾视为 DCIS 的一种少见变异类型，现在被广泛称为包裹性乳头状癌（encapsulated papillary carcinoma）。此种病变多见于年龄较大的女性，临床表现可见乳晕下肿块和 / 或乳头溢液。

包裹性乳头状癌大体检查具有独特外观，表现为一个位于囊腔内的质脆和有圆形突起的肿瘤。囊内聚集的液体致囊腔扩张，肿瘤向腔内突出。肿瘤通常具有较宽的基底部，通过它附着于囊壁，有时囊内可见血块。低倍显微镜下表现为被一层厚纤维被膜围绕的乳头状增生性病变。肿瘤可表现为蓬乱分支的乳头状结构，筛孔状结构，或实性致密团块。乳头状结构纤细，一般不具有明显的纤维血管轴心，富有上皮细胞时乳头状结构不明显（图 9-5-1A）。肿瘤上皮细胞形态单一，常为复层柱状上皮，呈现明显异型性，具有低级别或中级别核异型（图 9-5-1B）。

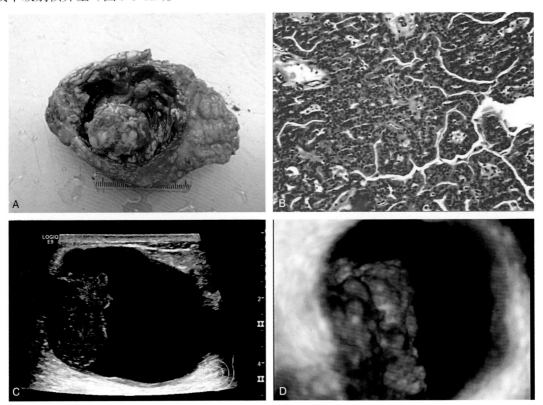

图 9-5-1　包裹性乳头状癌，患者女性，44 岁，囊性伴乳头型

A. 大体可见囊腔内单个突起乳头，表面不平整；B. 镜下见肿瘤细胞呈蓬乱分支的乳头状、筛状增生，细胞核深染一致；C. 高度扩张囊腔内乳头状低回声，基底部宽，表面不平整；D. 三维显示乳头呈"菜花样"

※ 超声表现

包裹性乳头状癌声像图分囊性伴乳头型和实性乳头型两类。

◆ 囊性伴乳头型：表现为高度扩张囊肿内见乳头状低回声突入囊腔内部，表面凹凸不平，基底部较宽。囊壁呈清晰的高回声，内面光滑连续；CDFI 检查乳头状低回声内部可见丰富点状、条状血流信号，以动脉性为主，血流信号局限在囊腔内部（图 9-5-1C，图 9-5-1D，图 9-5-2）。

◆ 实性乳头状型：声像图为清晰环状高回声包绕均匀性极低回声，呈膨胀式生长。较大癌灶者内部血供多丰富，由四周向中央分布的条状血流信号，血管分支走行扭曲，粗细不均（图 9-5-3）。

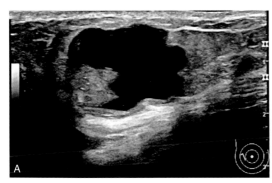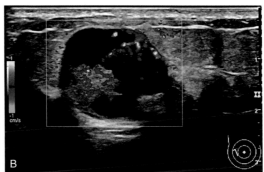

图 9-5-2 包裹性乳头状癌，患者女性，64 岁，囊性伴乳头型

A.高度扩张囊腔内见乳头状低回声，呈"菜花样"低回声，基底部宽；B.CDFI 检查低回声乳头内部见丰富杂乱分布血流信号

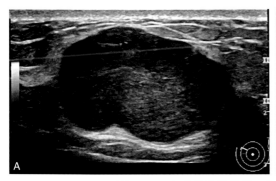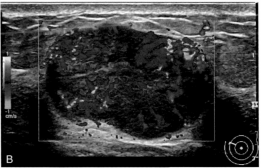

图 9-5-3 包裹性乳头状癌，患者女性，68 岁，实性乳头状型

A. 均匀性极低回声乳头周围无液体，周边为高回声包绕；B. CDFI 检查低回声乳头周缘可见丰富，杂乱分布的血流信号

※ 诊断思维要点

◆ 年龄＞60 岁，突入腔内乳头基底部宽，高度提示恶性乳头状病变可能；

◆ 清晰规则高回声包绕及其内血供未超边界是提示实性乳头型包裹性乳头状癌的线索。

※ 鉴别诊断

中央型导管内乳头状瘤 囊实性混合团块Ⅱ型若囊腔高度扩张，囊液较多时需要与包裹性乳头状癌声像图鉴别，后者一般发生于＞60 岁老年女性，囊内乳头低回声基底部较宽，回声偏低，CDFI 检查见乳头上血供丰富、分布杂乱、血管分支粗细不均，提示恶性可能。中央型导管内乳头状瘤多发生于青中年女性，声像图囊腔内乳头回声均匀，血供分布及走行规则。但二者确诊有待病理学检查。

（轩维锋 徐晓红 王凤云 王月爱 徐辉雄）

参考文献

[1] 龚西騟，丁华野. 乳腺病理学 [M]. 北京：人民卫生出版社，2009：274-278.

[2] 吕建宏. 乳腺乳头状瘤影像学诊断价值探讨 [J]. 吉林医学，2012，33（8）：1646-1647.

[3] 乔如丽，尚里. 乳腺导管乳头状瘤的导管造影表现 [J]. 临床军医杂志，2014，42（12）：1284-1286.

[4] 王虎霞，陈楠，宋张骏，等. 纤维乳管镜对乳腺导管内肿瘤的诊断价值 [J]. 现代肿瘤医学，2014，22（4）：847-850.

[5] 姜军. 现代乳腺外科学 [M]. 北京：人民卫生出版社，2014：232-234.

[6] HAN B K, CHOE Y H, KO Y H, et al. Benign papillary lesions of the breast: sonographic-pathologic correlation[J]. J Ultrasound Med，1999，18（3）：217-223.

[7] 顾华芸，郭建锋，陈文颖. 乳腺导管内乳头状瘤 64 例超声诊断回顾性分析 [J]. 江苏大学学报（医学版），2013，23（6）：540-543.

[8] 张祥盛，步宏，赵澄泉. 乳腺病理诊断和鉴别诊断 [M]. 北京：人民卫生出版社，2014：148-149.

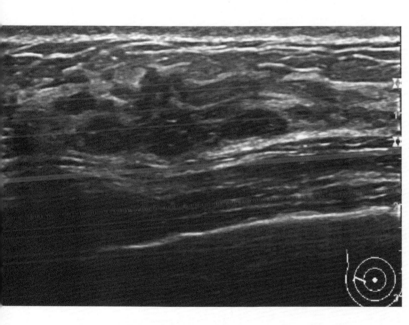

乳腺超声与病理诊断

第十章 导管原位癌

2012 版 WHO 乳腺肿瘤组织学分类中，沿用 2003 版的内容，将导管原位癌定义为一种肿瘤性导管内病变，其特征是局限于乳腺导管的恶性上皮细胞克隆性增生，光镜下尚未突破基底膜侵入周围间质。

第一节　导管原位癌

※ 临床概述

乳腺导管原位癌（ductal carcinoma in situ, DCIS）又称为导管内癌，是最为常见的非浸润性癌。其发生、发展分三种模式（图 10-1-1）。研究发现，DCIS 也可以发生微浸润甚至淋巴结转移，DCIS 及原位癌伴微浸润者淋巴结转移率为 6% ~ 20%。

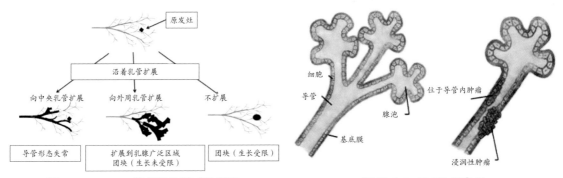

图 10-1-1　DCIS 发展扩散模式示意图

图 10-1-2　DCIS 示意图

正常 TDLU（左图），癌细胞突破管壁早期浸润（右图）

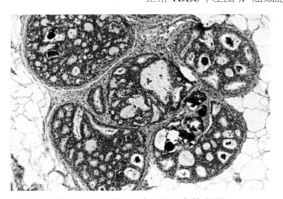

图 10-1-3　低级别 DCIS 光镜所见

多个终末乳管受累，癌细胞局限在管腔内，管腔内蓝染小体为微钙化

DCIS 常见于青春期后的妇女。临床一般为可触及的乳房肿块；乳腺局限性腺体或不随月经周期变化而增厚；在 MG 广泛用于临床和筛查以来，则不少是经 MG 发现簇状微小钙化而诊断。又因病变位于导管内，部分病例会出现血性乳头溢液，有些患者则表现为 Paget 病。36% 亚洲妇女 DCIS 无症状，64% 有症状，其中半数以上表现为肿块，中位直径 13mm，这与欧美国家妇女主要通过 MG 筛查发现钙化灶而诊断 DCIS 不尽相同。

DCIS 肉眼可见病变区质地较硬，可有灰白色（或）灰黄色颗粒（或）条纹，与乳腺增生难以区别。当病变位于粉刺型 DCIS 时，可见导管增粗，是灰白色或灰黄色，可挤出土黄色牙膏状黏稠的坏死物。

DCIS 光镜下病变大多数发生于 TDLU 的终末导管（TD）、和小管（DTL）内。TD/DTL 明显扩张，原有腺上皮被不同程度异型的肿瘤细胞取代，并排列成不同组织学构型，可有或无坏死。原有的肌上皮层可完整保存，或部分甚至完全缺失。原有的基膜保存无损，偶有灶性不连续。无肿瘤细胞突破基膜浸润间质（图 10-1-2，图 10-1-3）。WHO 乳腺肿瘤组织学分类中 DCIS 采用了三级分类法：低级别、中级别、高级别。

随着 MG 技术的普及，90%DCIS 患者不能扪及肿块，是由 MG 发现特征性钙化而诊断，只有 10% 的患者可以触及乳房肿块，DCIS 占 MG 检出乳腺癌的 40%。DCIS 的钙化呈丛状分布，形态如细沙、针尖样或短棒样。乳管镜发现血性乳头溢液中 9% 是由 DCIS 引起，而 52% 的 DCIS 表现为血性溢液。50% 以血性溢液为表现的 DCIS，在 MG 上无特征性表现。DCIS 在乳管镜下表现为多发性隆起性病变伴周围点状出血，管壁粗糙，或病变多色彩，也可表现为末梢乳管出血。

全乳切除术是 DCIS 患者治疗的"金标准"，可用于所有 DCIS 患者。随着放疗技术进步，50%～60% 的 DCIS 患者可以行保乳术。

※ 超声表现

DCIS 声像图表现与病理学基础密切相关。因病变局限在管腔内且多累及 TD / DTL 明显扩张，癌灶平行于乳腺平面，呈匍匐样生长，A/T < 1，内见不同程度扩张乳管（图 10-1-4A）。DCIS 的钙化呈丛状分布，形态如细沙、针尖样或短棒样。声像图表现为低回声背景下多发性簇状强回声，钙化数目 > 5 个 / 切面，微钙化可大小不一，形态各异（图 10-1-4B）。唐小燕总结超声成像与 DCIS 的再分型、DCIS 导管周围的黏液性水肿及 DCIS 病变的集中程度有关；与 DCIS 导管周围的脉管增多及乳腺的腺病改变有关。

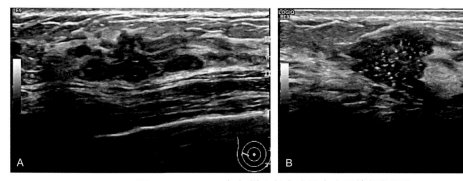

图 10-1-4　DCIS 匍匐样生长方式及中央型簇状微钙化

A. 患者女性，35 岁，多条乳管受累，沿乳管方向呈匍匐样生长，A/T < 1；B. 患者女性，35 岁，低回声背景下，多发性微钙化强回声，密集分布

◆ 二维超声：国内金占武等将乳腺 DCIS 的声像图特征表现分为肿块型、片状低回声型、导管扩张型、单纯微钙化型四种类型，其中以前两种声像类型多见。

➢ 肿块型：癌灶呈实性低回声，内部回声均匀或不均匀；多数边界清晰，少数不清晰；形态不规则，内伴或不伴钙化（图 10-1-5，图 10-1-6）。

➢ 片状低回声型：癌灶呈不均匀性片状低回声，局部结构紊乱，边界不清，伴或不伴微钙化，其内部或周边可见扩张乳管（图 10-1-7）。

➢ 导管扩张型：局部腺体内可见一条或多条扩张乳管，扩张导管内或周边可见结节样低回声，可伴有微钙化，后方回声无明显变化（图 10-1-8），此型需要注意扫查乳头乳晕，排除 Paget 病；

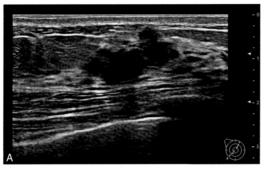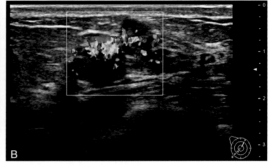

图 10-1-5　DCIS 肿块型不伴钙化，患者女性，49 岁

A.癌灶呈极低回声，边界模糊，呈匍匐样生长，A/T＜1；B.彩色血流检查见周边，丰富紊乱血供，"马赛克征"改变

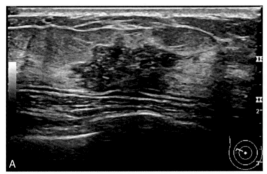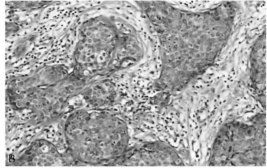

图 10-1-6　DCIS 肿块型伴多发性微钙化，患者女性，36 岁

A.低回声肿块，A/T＜1，边界模糊，形态不规则，单个切面簇状钙化；B.病理：高级别 DCIS，镜下累及多条乳管

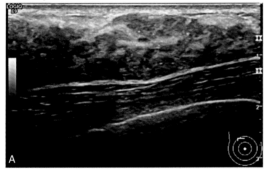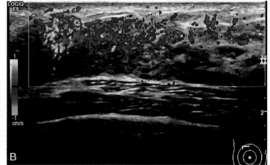

图 10-1-7　DCIS 片状低回声型伴多发性微钙化，患者女性，53 岁

A.癌灶呈片状低回声，边界模糊，内见多个散在分布钙化；B.彩色血流检查癌灶内部见丰富杂乱血流信号，"湖泊状"血供

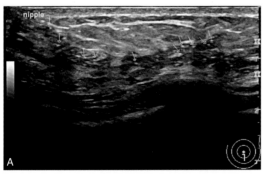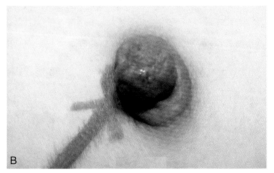

图 10-1-8　DCIS 导管扩张型，乳头 Paget 病，患者女性，42 岁

A.自乳头（nipple）向外周扩张乳管低回声内微钙化（黄色↑）；B.外观见病变开口乳头溃烂渗液，体表↑标识病变乳管走行

➤ 单纯微钙化型：局部腺体回声未见明确改变，仅见多发密集微钙化，呈簇状或沿导管走行分布（图 10-1-9A）。

◆ CDFI：癌灶内部一般无血流信号显示。癌灶边缘可见丰富杂乱、走行扭曲、"星空状""湖泊状""泉涌样"血供模式，动态显示尤为明显。多角度扫查有时可在癌灶周边见到高度、扩张、扭曲走行的粗大滋养血管。因血流速度较高，出现色彩倒错伪像，而表现为"马赛克征"现象（图 10-1-9B，图 10-1-10）。

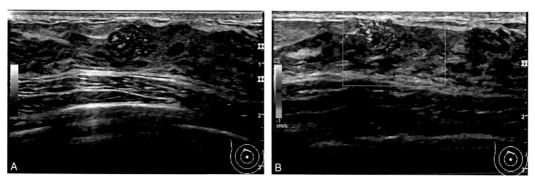

图 10-1-9　DCIS 单纯钙化型，患者女性，37 岁

A. 单个切面簇状钙化（钙化数目＞5 个 / 切面）；B. 彩色血流检查见丰富紊乱血供，"马赛克征"改变

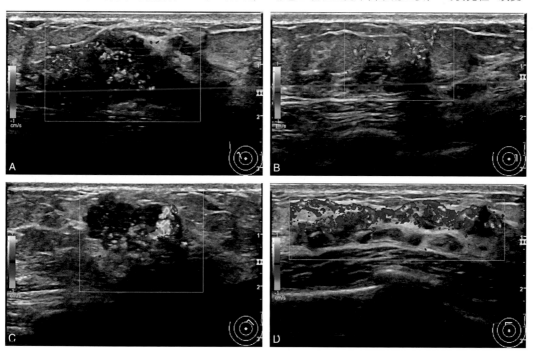

图 10-1-10　DCIS 特征性血供模式

A. DCIS 片状低回声型，其周边见丰富紊乱条状血流信号；B. DCIS 片状低回声型，其周边见丰富紊乱条状血流信号；C. DCIS 肿块型，癌灶边缘见"泉涌样""马赛克"征血流信号；D. DCIS 片状低回声型，边缘见丰富血供并见粗大扩张滋养血管

※ 诊断思维要点

◆ 检查前乳房触诊质硬区域是癌灶定位第一步；

◆ 声像图特征表现分为肿块型、片状低回声型、导管扩张型、单纯微钙化型四种类型；

◆ 癌灶血供多为边缘型血供模式，呈"星空样""湖泊状""泉涌样"分布；

◆ 癌灶沿乳管走行方向匍匐样生长（A/T ＜ 1）与非特殊型浸润性癌的重要鉴别点；

◆ 沿着大乳管向乳头方向分布低回声伴微钙化，要注意 Paget 病可能。

※ 鉴别诊断

◆ 纤维腺瘤合并粗大钙化：属于纤维上皮性肿瘤，好发于青中年女性，声像图表现为规则低回声，边界清晰，CDFI 超声检查可见边缘性血供为主的规则血流信号。合并粗大钙化多位于瘤灶中央，呈直径 ＞ 2mm 多个强回声伴声影，需要与声像图肿块型 DCIS 鉴别。在临床触诊时纤维腺瘤瘤体移动度大，而DCIS 无移动度，触诊可见乳头溢液或溢血，且癌灶内多为多种形态的微钙化，直径为 1mm 左右，彩色血流检查多为癌灶周边组织丰富杂乱分布模式。

◆ 非特殊型浸润性癌：典型声像图为腺体层极低回声，A/T ＞ 1，边界不清，形态不规则，癌灶内见单个或多发微钙化，彩色血流检查可见穿入型、中央型或极性血供模式，与肿块型伴多发性微钙化 DCIS 鉴别困难，但后者彩色血流检查丰富杂乱的血流信号，多位于癌灶周边组织，而非癌灶内部，需要仔细观察辨别。

◆ 乳腺增生症 Ⅱ 型、Ⅲ 型：腺体层内可见结节、片状低回声或高回声区，结构紊乱，但内部无微钙化及彩色血流检查未见异常血流信号。通过触诊亦能鉴别，乳腺增生症结构紊乱区触诊疼痛感明显但无肿块，而 DCIS 肿块型及片状低回声区周边可见丰富杂乱血流信号。综合临床触诊及彩色血流检查可将二者鉴别。

第二节　导管原位癌伴浸润性癌

※ 临床概述

乳腺导管原位癌微浸润（ductal carcinoma in situ with microinvasion，DCMI）为乳腺导管原位癌癌细胞突破基底膜侵入邻近组织或小叶间质，其外侵范围不超过 1mm 。DCIS 的大小和范围与是否发生微浸润直接相关，随着 DCIS 体积的增大，其发生微浸润的概率增加。体积 ＜ 1.0cm 时，约 5% 伴微浸润；＞ 1.0cm 时发生微浸润的概率上升至 19%，当乳腺导管内癌平均体积 ＞ 3.8cm 时，多有微浸润同时可伴有转移。DCIS 和 DCMI 的病理特征、生物学行为均不同，二者治疗方式和预后也有所不同。DCMI 如果不治疗，最终可发展成为浸润癌，并且其在年轻女性中所占的比例高于年龄较大者。而单纯性 DCIS 20 年存活率达 97%。

近年来，关于 DCIS 进展为浸润性癌的机制有两种观点。第一，在肿瘤细胞增殖的过程中发生了基因突变；第二，内、外因素导致肿瘤细胞发生了基因突变。虽然 DCIS 和浸润性癌的基因序列高度相似，但仍存在一些差异，研究认为基因水平变化可能是一个驱动因素。DCIS 的浸润是由一系列事件触发的，最初开始于基因突变、炎性改变、局部创伤、物理损伤、化学损伤或正常代谢过程改变对肌上皮细胞的破坏。

显微镜下可见 DCIS 与浸润性癌成分共同存在。根据两种类型癌细胞成分占比不同，分为 DCIS 为主和浸润性癌为主两种类型。

※ 超声表现

DCIS 伴浸润性癌具有典型恶性声像改变，如癌灶呈极低回声，外形不规则，边界不清，内伴或不伴簇状微钙化，弹性成像呈高硬度，彩色血流检查癌灶内部或周边见丰富杂乱分布的血流信号，以动脉性为主，RI ＞ 0.70 等。当以 DCIS 为主时，癌灶体积多较大，多表现为匍匐样生长，A/T ＜ 1，内部簇状微钙化多见，彩色血流检查癌灶周边组织见丰富杂乱血供；当以浸润性癌为主时，癌灶呈垂直生长，A/T > 1，极低回声团块，边界尚清，彩色血流检查癌灶边缘部粗大条状血流信号，穿入型为主，走行扭曲，与导管周边脉管增多相关（图 10-2-1～图 10-2-3）。

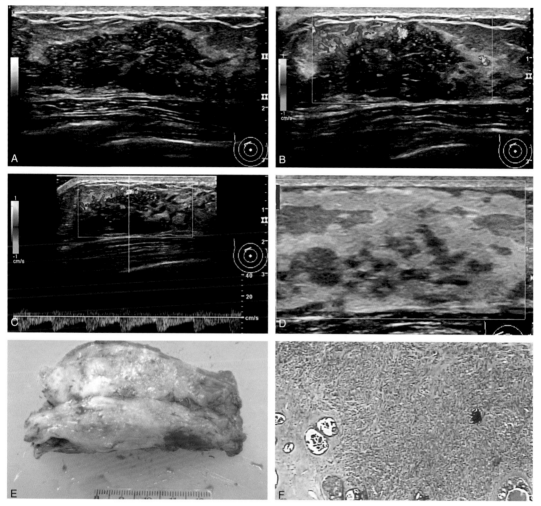

图 10-2-1　DCIS 伴非特殊型浸润性癌，患者女性，43 岁，DCIS 为主

A. 癌灶范围 32mm×18mm、簇状微钙化，A/T < 1，匍匐样生长，边界不清；B. 癌灶周边组织见丰富血流信号，呈"星空样""喷泉样"；C. 频谱多普勒检查：Vmax 为 14.8cm/s，RI 为 0.72；D. 弹性成像显示高硬度；E. 术后大体呈灰白色、砂粒样感，与周边组织无明显分界；F. 显微镜下高级别 DCIS 伴非特殊型浸润性癌成分，其中 DCIS 为主，并可见深蓝色微钙化

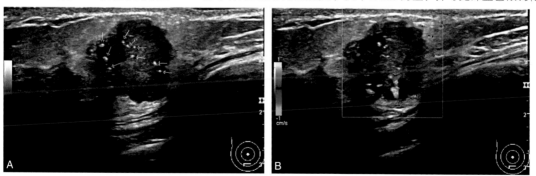

图 10-2-2　DCIS 伴非特殊型浸润性癌，患者女性，45 岁，浸润性癌为主

A. 癌灶呈极低回声，A/T < 1，单个切面簇状钙化（黄色↑）；B. 彩色血流检查见穿入型条状血流信号，动脉性，RI 为 1.0

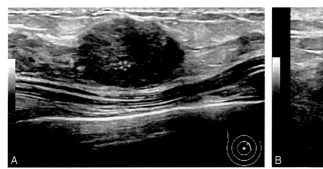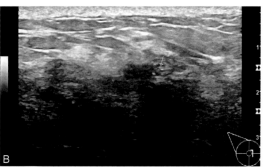

图 10-2-3 DCIS 伴非特殊型浸润性癌，癌灶内簇状钙化

A. 患者女性，48 岁，在极低回声癌灶背景下，单个切面簇状钙化（黄色↑）；B. 患者女性，50 岁，触诊质硬，在紊乱结构背景下簇状钙化（↑）

※ 诊断思维要点

◆ 体积较大癌灶内部见簇状微钙化及周边组织丰富杂乱血供是 DCIS 伴浸润性癌线索；

◆ 浸润性癌占癌细胞比例越大，癌灶越趋于 A/T＞1 肿块型声像。

※ 鉴别诊断

DCIS 伴浸润性癌诊断主要依靠病理学检查，超声缺乏明确鉴别点。

（徐晓红　轩维锋　王庆涛　左克扬　徐辉雄）

参考文献

[1] 张祥盛，步宏. 乳腺病理诊断病例精选 [M]. 北京：人民卫生出版社，2015：104-105.

[2] 郭扬，金锋. 乳腺原位癌腋窝淋巴结微转移检测分析 [J]. 中国实用外科杂志，2009，29（5）：439.

[3] 姜军. 现代乳腺外科学 [M]. 北京：人民卫生出版社，2014：256-261.

[4] 龚西騟，丁华野. 乳腺病理学 [M]. 北京：人民卫生出版社，2009：241-246.

[5] 唐小燕，付丽. 乳腺导管原位癌的组织病理学特征及其与影像学表现的关系 [J/OL]. 中华乳腺病杂志（电子版），2013，7（5）：317-321.

[6] 金占强，徐晓红. 高频彩色多普勒超声诊断乳腺导管原位癌 [J]. 中国临床医学影像杂志，2011，22（10）：697-700.

[7] MAFFUZ A, BARROSO-BRAVO S, NAJERA I, et al. Tomor size as predictor of microinvasion, inuasionand axillary metastasis in ductal carcinoma in situ[J]. J Exp Clin Cancer Res, 2006, 25（2）：223-237.

[8] LEONARD G D, SWAIN S M. Ductal carcinoma in situ, complexities and challenges[J]. J Natl Cancer Inst, 2004, 96（12）：906-920.

[9] 杨阳，牛昀. 乳腺导管原位癌浸润发生的研究进展 [J]. 中华病理学杂志，2016，45（8）：585-587.

[10] TURNER N C, REIS-FILHO J S. Genetic heterogeneity and cancer drug resistance[J]. Lancet Oncol, 2012, 13（4）：e178-e185.

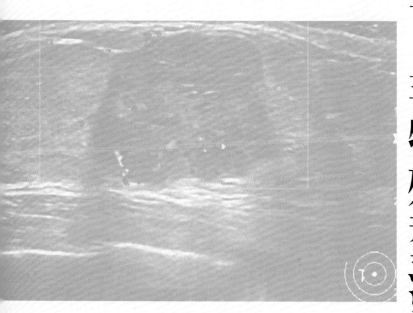

乳腺超声与病理诊断

第十一章　非特殊型浸润性癌

乳腺癌（breast cancer）是女性最常见恶性肿瘤之一，根据 2013 年美国癌症统计分析报告及中国肿瘤登记年报，乳腺癌已经成为女性恶性肿瘤第一位，成为威胁妇女健康的主要病因。中国乳腺癌高发年龄在 40～60 岁，高峰发病年龄在 50 岁左右，比欧美早约 10 年。文献报道，癌前疾病如乳腺不典型增生、导管内乳头状肿瘤、雌激素暴露时间过长、生育、精神因素、环境、遗传等因素，已经被确认是乳腺癌相关危险因素。2012 年 WHO 乳腺肿瘤分类中，将浸润性导管癌，非特殊类型（invasive ductal carcinoma，not otherwise specified，NOS）命名修改为非特殊型浸润性癌。病理组织学起源于乳腺的终末导管小叶单位（terminal duct lobular unit，TDLU）。乳腺浸润性癌占乳腺癌的 85% 以上。

第一节　非特殊型浸润性癌

※ 临床概述

非特殊型浸润性癌是乳腺浸润性癌中最常见的类型，是最大的一组乳腺浸润性癌，占所有乳腺浸润性癌的 40%～75%。

非特殊型浸润性癌的流行病学特点与乳腺癌整体情况基本一致，年龄分布广，发病率随年龄的增加而迅速增长，多见于 40 岁以上的女性，年轻女性也有发生。

早期表现是患侧乳房出现无痛性单发小肿块，常是患者无意中发现而就医的主要症状。随着高频超声检查的普及应用，乳腺癌块在乳房超声筛查或乳房疼痛行超声检查时被发现。触诊时肿块质硬，表面不光滑，与周围组织分界不清，在乳房内不易被推动。随着肿瘤增大，可引起乳房局部隆起。如累及 Cooper 韧带，可使其缩短而致肿瘤表面皮肤凹陷了呈"酒窝征"改变。邻近乳头或乳晕的癌肿因侵蚀乳管使之缩短，可将乳头牵向癌肿一侧，进而使乳头扁平、回缩、凹陷（图 11-1-1）。癌块继续增大，如皮下淋巴管被癌细胞堵塞，引起淋巴回流障碍，出现真皮水肿，皮肤呈"橘皮样"改变（图 11-1-2）。

晚期乳腺癌灶可侵入胸筋膜、胸肌，以致癌块固定于胸壁不能推动。若侵蚀皮肤可溃破形成溃疡，这种溃疡常有恶臭，容易合并出血。

非特殊型浸润性癌淋巴转移最初多见于腋窝。肿大淋巴结质硬、无痛，可被推动；以后数目增多，并且融合成团，甚至与皮肤或深部组织粘着。乳腺癌转移至肺、骨和肝脏时，会出现相应的症状。

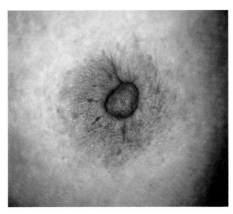

图 11-1-1　乳头内陷，癌灶牵拉乳管致乳头陷入乳晕内部

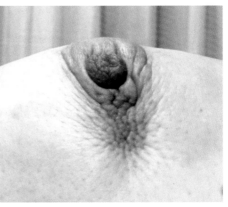

图 11-1-2　乳房皮肤表面内陷，外观呈"橘皮样"改变

影像学检查有助于乳腺癌的早期发现和确诊。MG 可以清楚显示腺体层内直径＜1cm 的结节性病灶，能够发现临床不能触及的结节并可准确定位。CT 检查显示肿块不规则，边缘见毛刺，密度较高且不均匀，可有坏死区，增强扫查呈不均匀性强化，乳腺导管壁中断、破坏，皮肤层次不清，皮下脂肪间隙模糊（图 11-1-3）。MRI 检查肿块边缘不规则，毛刺状，早期增强率常≥80%。

非特殊型浸润性癌没有明显的肉眼特征。肿瘤大小不等，直径可＜0.5cm，直径也可＞10cm；外形不规则，常有星状或结节状边缘；癌灶质地较硬，有砂粒感；切面一般灰白、灰黄色（图 11-1-4）。

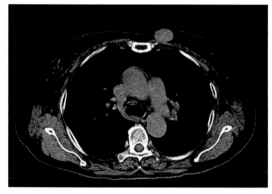
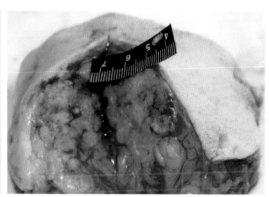

图 11-1-3　非特殊型浸润性癌 CT 所见

患者女性，76 岁，CT 检查左侧乳房癌灶密度不均，边界不清晰

图 11-1-4　非特殊型浸润性癌大体

肉眼观肿瘤呈灰白色，与周边组织分界不清

※ 超声表现

非特殊型浸润性癌声像图表现与癌灶发展不同阶段密切相关。小乳癌直径＜10mm，垂直生长和边缘毛刺特征明显；癌灶增大＞10mm，微钙化及异形分布血管则容易检出，癌灶外形趋于类圆形，边缘成角改变；当癌块巨大累及胸肌和脂肪层时，组织连续性中断，正常组织结构被侵蚀扭曲表现突出。因此，在共同声像基础上不同阶段具备相应特点，声像图表现分为典型声像和不典型声像两类。

非特殊型浸润性癌典型声像图表现如下。

◆ 二维超声：

➢ 大小：癌灶大小由数毫米到累及全部乳房。国内标准是癌灶直径≤5mm 称为微癌，直径 6 ~ 10mm 称为小癌（图 11-1-5）。累及全部乳房时，乳房皮肤、乳头及深部胸肌层多同时受累（图 11-1-6）。

➢ 数目：单发癌灶占据大多数病例，极少数表现为多灶性、多中心性癌块（图 11-1-7）。

➢ 形态：多呈不规则形态，不同切面会呈现不同形态，与癌灶不同方向生长的不对称性有关（图 11-1-8）。亦可表现为圆形、类圆形，需要结合年龄、内部回声及腋窝淋巴结情况与良性肿瘤相鉴别。

➢ 回声：癌灶内部呈极低回声，合并变性坏死时呈无回声，多发生在癌灶中央，有别于纤维腺瘤坏死囊性变时，多发生在瘤体边缘（图 11-1-9）。随病理进程不同阶段，内部回声呈不均匀性，需要应用高分辨率探头（频率＞15MHz）检查时才容易分辨。

➢ 边界：可清晰或模糊。边界模糊粗糙最常见，与癌组织直接侵蚀周边正常组织无分界相关（图 11-1-8）。边界清晰的病例多数生长缓慢，对周边组织挤压形成，局部放大观察缺乏包膜（图 11-1-10）。

➢ 边缘：癌灶一般呈浸润性生长，其周围无包膜，边缘呈不规则形。直径＜10mm，癌灶边缘多呈"毛刺样"改变。直径＞10mm，癌灶边缘可出现"恶性晕"，表现为癌灶与周围组织无明显区别，出现高回声过渡带（图 11-1-8）。随肿块体积增大，可出现"蟹足征""边缘成角征""微小分叶征"征象（图 11-1-11，图 11-1-12，图 11-1-15）。少数病例癌灶边缘可规则（图 11-1-10），类似纤维腺瘤呈规则圆形、椭圆形，此时需要结合 CDFI 表现等多方位综合分析。

➢ 钙化：癌灶内典型改变表现为微钙化，几乎 50% ~ 55% 的乳腺癌伴有微小钙化，微小钙化直径多 < 1mm，呈簇状分布，数目较多且相对集中。也可以表现为癌灶内稀疏、散在针尖样钙化或仅见钙化而无明显肿块（图 11-1-11，图 11-1-13）。

➢ 方位：A/T > 1 在小乳癌中有较高诊断价值（图 11-1-5）。直径 < 10mm 癌灶呈垂直性生长，纵径

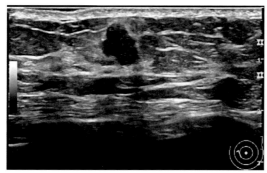

图 11-1-5 非特殊型浸润性癌

患者女性，65 岁，小癌，癌灶大小 9mm×6mm，垂直生长（A/T > 1），极低回声

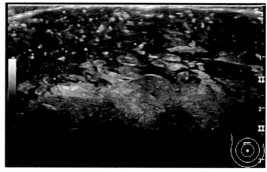

图 11-1-6 非特殊型浸润性癌

患者女性，51 岁，乳腺解剖层次不清晰，极低回声见大量微钙化

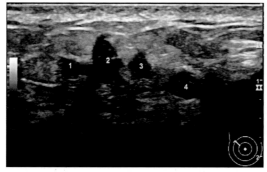

图 11-1-7 非特殊型浸润性癌，多灶性

患者女性，38 岁，4 个癌灶，垂直生长，极低回声，沿着乳管走行分布

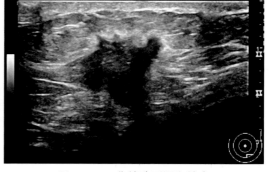

图 11-1-8 非特殊型浸润性癌

患者女性，54 岁，癌灶边缘不规则，边界模糊不清，周边高回声过渡带

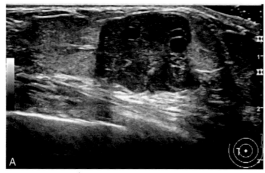

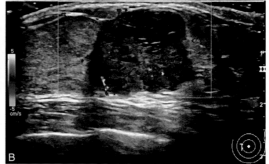

图 11-1-9 乳腺非特殊型浸润性癌，患者女性，57 岁

A. 癌灶边界清晰，边缘稍不规则，中央见多个囊性无回声区；B. 癌灶内血供丰富，血管走行杂乱，与纤维腺瘤规则走行容易鉴别

＞横径，呈垂直乳腺平面生长，而不是长轴与皮肤平面平行，呈平行性生长。随着肿块直径＞10mm，外形趋圆，癌灶向周边浸润生长速度愈趋于均匀（图 11-1-10）。

◆　周围组织：伴随癌块对周围组织侵蚀、破坏及牵拉，会出现以下声像改变。①皮肤改变：侵蚀皮肤时可出现皮肤弥漫性、局限性增厚（正常皮肤层厚度＜2mm）；②压迫和浸润周围组织：癌灶可以超出腺体层，侵蚀脂肪层或胸肌（图 11-1-14）；③结构扭曲：癌灶周围解剖平面破坏、消失，出现组织连续性中断、"汇聚征"声像改变（图 11-1-15，图 11-1-16）；④ Cooper 韧带变直、增厚；⑤癌灶周围出现扩张乳管，多切面扫查可见扩张乳管与癌灶相连（图 11-1-17）。

◆　后方回声：多数无后方回声改变，少数出现后方回声衰减（图 11-1-16）。

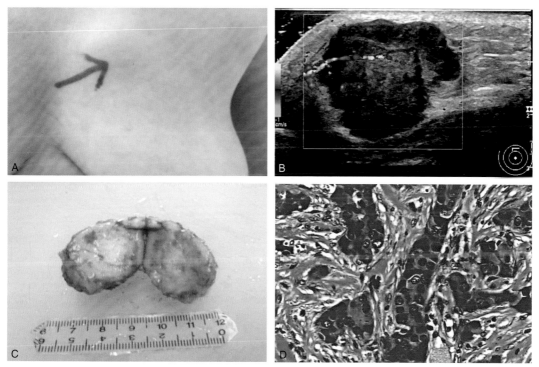

图 11-1-10　乳腺非特殊型浸润性癌

A.癌灶外观所见，隆起于皮肤表面；B.癌灶呈极低回声，边界清晰，边缘不规则，血管呈极性穿入；C.术后大体所见，呈鱼肉状，灰红色，周边未见包膜；D.HE 染色显微镜下见癌细胞呈条索状分布

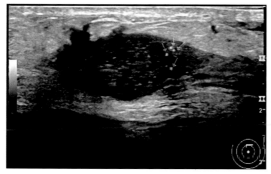

图 11-1-11　非特殊型浸润性癌，呈"蟹足样"

患者女性，52 岁，癌灶极低回声，边缘不规则呈"蟹足样"，局部见多个微钙化

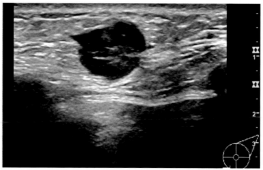

图 11-1-12　非特殊型浸润性癌，边缘成角

患者女性，42 岁，癌灶呈极低回声，局部呈锐利尖角改变

◆ 淋巴结转移：因引流区域不同，淋巴结转移位置与之相对应。可以出现在同侧腋窝、锁骨上下、颈下部及胸廓内动脉旁（图 11-1-18）。转移性淋巴结多数增大，呈类圆形、圆形、不规则形，淋巴结门偏心或消失。受累淋巴结数目较多时可融合成团块。淋巴结内部可出现微钙化，彩色血流检查淋巴结内部血供增多甚至丰富。

◆ 癌灶硬度：既往癌块的硬度主要通过触诊取得。近年来乳腺超声弹性成像逐渐被应用，癌灶大多表现为高硬度（图 11-1-19），受到硬度信息获取过程中不确定因素影响较多，弹性成像对于诊断价值受限。

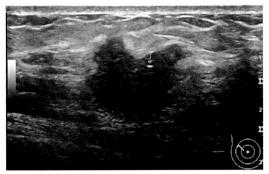

图 11-1-13　非特殊型浸润性癌，微钙化

患者女性，38 岁，癌灶呈极低回声，边界模糊不清，中央见单颗微钙化（↑）

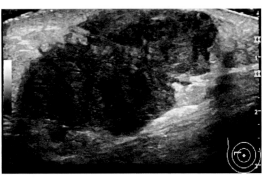

图 11-1-14　非特殊型浸润性癌，侵蚀皮肤

患者女性，72 岁，癌灶呈不均匀回声，浅部累及皮肤，深部侵蚀肌层

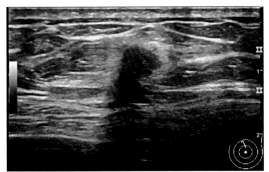

图 11-1-15　非特殊型浸润性癌，组织连续性中断

患者女性，40 岁，癌灶呈极低回声，边缘微分叶改变，腺体层及胸肌层中断

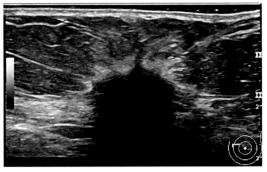

图 11-1-16　非特殊型浸润性癌，"汇聚征"

患者女性，60 岁，癌灶牵拉周边组织，呈"汇聚征"改变，后方回声衰减

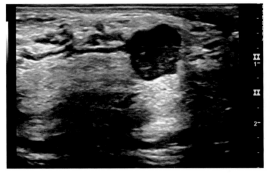

图 11-1-17　非特殊型浸润性癌，组织连续性中断

患者女性，45 岁，癌灶呈极低回声，边界清晰，左侧与一条乳管相连

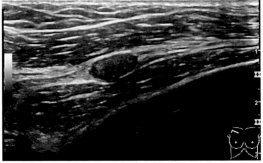

图 11-1-18　非特殊型浸润性癌，淋巴结转移

患者女性，53 岁，右侧锁骨下淋巴结转移性肿大，呈椭圆形低回声

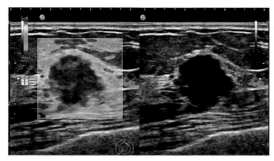

图 11-1-19 非特殊型浸润性癌，组织连续性中断，弹性成像蓝色，提示高硬度

◆ CDFI：随着癌灶体积增大，肿瘤细胞本身及炎症细胞能产生血管生成因子，诱导新生血管的生成。癌灶内血流信息观察包括血供多少、微小血管形态及血管走行方式三方面。

◆ 血供多少：超声仪器提高了血流探测的敏感度，血流丰富与否对乳腺癌诊断缺乏特异性。因癌灶内血流速度常＞20cm/s，超出预设 SCALE，会出现红蓝色镶嵌"马赛克"现象，具有一定特征性（图 11-1-20）。

◆ 微小血管形态：包括管径粗细不均、走行扭曲、分叉状、不均匀分布、呈极性插入癌灶等特点（图 11-1-21~ 图 11-1-23），有别于良性肿瘤。

◆ 癌灶内血流走行方式：①中央型，血管穿行于癌灶中央（图 11-1-24）；②边缘型，血管走行于癌灶周边（图 11-1-25）；③中央丰富杂乱型，血管位于癌灶中央，走行杂乱；④中央边缘混合型，血管在癌灶

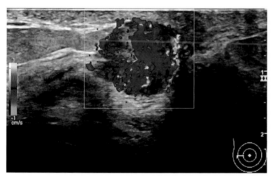

图 11-1-20 非特殊型浸润性癌，"马赛克"现象

患者女性，38 岁，癌灶内血供丰富，走行杂乱呈五彩镶嵌"马赛克"现象

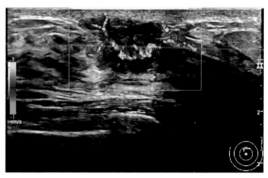

图 11-1-21 非特殊型浸润性癌，管径不均，走行扭曲

患者女性，46 岁，癌灶滋养血管从一侧进入，弯曲走行，管径粗细不均

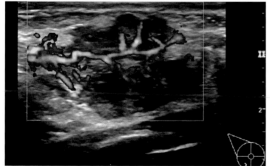

图 11-1-22 非特殊型浸润性癌，组织连续性中断

患者女性，42 岁，癌灶滋养血管极性进入，走行呈"Z形"扭曲，并开叉

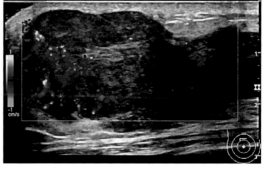

图 11-1-23 非特殊型浸润性癌，不均匀分布

患者女性，48 岁，癌灶边界清晰，边缘不规则，局部血供丰富

中央及周边均存在，表现为由边缘进入中央（图 11-1-26）。

◆ 频谱多普勒：有学者认为 RI > 0.7 有助于乳腺癌诊断与鉴别诊断（图 11-1-27），少部分癌灶内 RI 有时可达 1.0；动脉收缩期最大流速 PSV > 20cm/s 是恶性肿瘤的特征。也有学者认为 RI 和 PSV 并非鉴别乳腺良恶性肿瘤的有效指标。

非特殊型浸润性癌不典型声像图特点包括体积过小不典型声像癌包括肿块性诊断且二维超声无法识别，声像图缺乏特异性表现等。

◆ 直径< 5mm 癌灶：受仪器分辨率限制，多为患者自己发现，临床触诊质地较硬，有如黄豆覆盖皮革之后的触感，尽管病变有一定移动度但多不大。其诊断要点：触诊发现质硬结节是线索，二维超声可能出现典型非特殊型浸润性癌声像，肿块呈极低回声，A/T > 1，跨越两个解剖平面，中央性微钙化；多普勒检查见穿心性血管，高阻力频谱，具备上述特征为诊断恶性较容易；类圆形和不规则形癌灶者，边缘毛刺是诊断要点。

◆ 非肿块型癌灶：多表现腺体结构紊乱，缺乏明确边缘，仔细观察腺体内多见散在微钙化，彩色血流检查见腺体内部丰富、杂乱不均匀分布血供、血管管径粗细不均且走行扭曲（图 11-1-28 ~ 图 11-1-30），可伴同侧出现腋窝淋巴结转移性肿大。

◆ 触诊支持恶性二维超声无法分辨类型：多见于> 40 岁中老年女性患者，高分辨率下或见局灶性回声，结构紊乱或回声不均匀，需要仔细观察有无血流改变，需排除手术后瘢痕等导致区域变硬情况，必要时结合穿刺或外科手术。

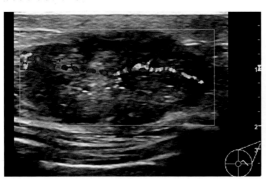

图 11-1-24 非特殊型浸润性癌，"马赛克"现象

患者女性，45 岁，癌灶内滋养血管呈中央型穿过，呈五彩镶嵌"马赛克"现象

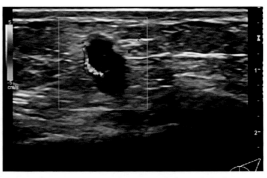

图 11-1-25 非特殊型浸润性癌，边缘走行

患者女性，42 岁，小乳癌，大小 8mm×4mm，滋养血管边缘型

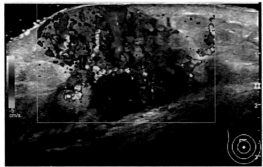

图 11-1-26 非特殊型浸润性癌

患者女性，72 岁，癌灶呈极低回声，血供中央型及边缘型混合存在

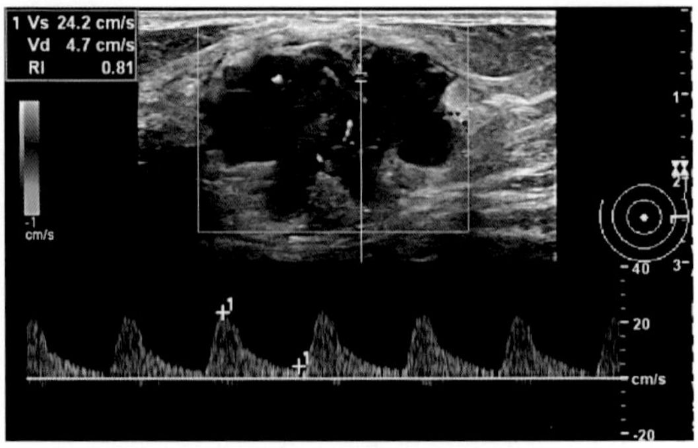

图 11-1-27 非特殊型浸润性癌

患者女性，60 岁，癌灶见高速高阻血流频谱，血流 Vmax 为 24.2cm/s，RI 为 0.81

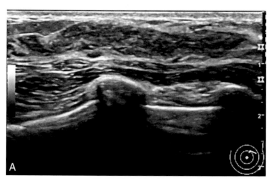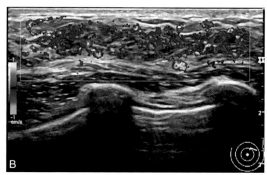

图 11-1-28 乳腺非特殊型浸润性癌不典型型声像，患者女性，41 岁

A.腺体结构紊乱，呈极低回声，无明确边界，触诊质地较硬；B.极低回声区域可见丰富杂乱不均匀性分布血流信号

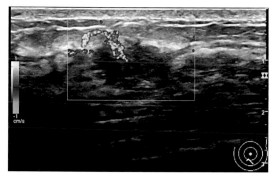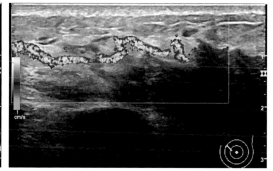

图 11-1-29 非特殊型浸润性癌   图 11-1-30 非特殊型浸润性癌

患者女性，46 岁，触诊质硬团块，周边见弯曲极   患者女性，45 岁，触诊乳房质硬区域下方见高度
性插入血管，提示癌灶存在   弯曲走行血管，提示病变区域

※ 诊断思维要点

◆ 乳腺内触诊质地硬、无痛性且肿块位置较固定是重要临床诊断线索；

◆ 需综合临床病史、触诊、癌灶声像图所见、腋窝淋巴结转移情况等多因素综合分析；

◆ 遵循"定位→定性→鉴别诊断"三步走，具备典型恶性声像特征，非特殊型浸润性癌易诊断；

◆ 不典型恶性声像病灶内血供分布紊乱、血管走行扭曲、伴腋窝淋巴结转移性肿大是恶性的佐证。

※ 鉴别诊断

◆ 纤维腺瘤囊性变：声像图表现为规则低回声，边界清晰。合并囊性变时，囊性变多发生于瘤灶周边，呈不规则"锯齿状"无回声，需要与中央性坏死囊性变的非特殊型浸润性癌鉴别。触诊病灶时纤维腺瘤瘤体移动度较大，而癌灶移动性差，与周边分界不清。彩色血流检查纤维瘤内部血管走行规则，边缘分布为主，非特殊型浸润性癌癌灶内血供分布不均、血管粗细不均、走行扭曲，尤其伴有同侧腋窝淋巴结肿大，鉴别诊断不难。

◆ 肉芽肿性小叶性乳腺炎（GLM）：临床表现"3 个 3"，好发于 30 岁左右女性，距末次妊娠约 3 年，发病约 3 个月。结节型和团块型声像图与典型非特殊型浸润性癌具有诸多相似点，如极低回声、边界不清、边缘不规则、血供丰富等，结合临床触诊 GLM 多为痛性结节及伴有同侧腋窝炎性肿大改变，多可初步鉴别，须结合穿刺活检甚至手术后病理分析。

◆ 其他类型乳腺癌：详见第十二章节相关论述。

第二节　浸润性小叶癌

※ 临床概述

浸润性小叶癌（invasive lobular carcinoma，ILC）于 1941 年由 Foote 和 Stewart 首次提出，是一种有特殊生长方式的浸润性乳腺癌，占所有浸润性乳腺癌的 0.6% ~ 20%。ILC 主要为单个癌细胞呈线状浸润于致密的结缔组织间质中，有时围绕腺管呈"靶状"或"牛眼状"排列，并保留着导管的正常结构，伴行 ILC 的纤维组织很类似于正常小叶中见到的纤维组织。

大多数研究显示，ILC 发病年龄高峰在 45 ~ 67 岁之间，75 岁以上患者多于 35 岁以下患者。临床上乳腺常可触及界限不清的肿块，病变较大者可以引起皮肤"橘皮样"改变。查体可见界限不清的增厚区或硬块而无明显边界。文献报道 8% ~ 20% 的 ILC 为双侧性，高于非特殊型浸润性癌。淋巴结阳性的 ILC 比淋巴结阴性者更容易发展为对侧乳腺癌。

病变大小范围从肉眼无法辨别到弥漫性累及整个乳腺。典型病例可见不规则形肿块，常无明显界限，病变区质地硬，切面多呈灰色或白色，硬化区呈纤维性外观，通常无肉眼所见的囊性变、出血、坏死和钙化；部分病例无明显肿物，可有砂粒感；富于细胞的病变质地柔软；有的没有肉眼改变，质地稍硬、揉面感或较软。

ILC 在组织形态上有不同类型，除了经典型外，还有许多变异型：实性型、腺泡型、多形型和小管小叶型等。其中最多见的是混合型和经典型（占 70% 以上）。

※ 超声表现

◆ 二维超声表现：国内赖兴建等将 ILC 超声表现分为肿块型和结构紊乱型。肿块型 ILC 具有典型浸润性癌声像特征：极低回声、边界不清、边缘不规则、组织连续性中断等，部分病例见 A/T > 1 及砂粒体声像改变（图 11-2-1 ~ 图 11-2-3）。与非特殊型浸润性癌边缘毛刺改变相比，ILC 边缘不规则更突出，甚至呈"锯齿样"改变，此外后方回声衰减多见。结构紊乱型 ILC 在超声检查中早期不能发现边界清晰肿块，主要表现为结构紊乱区，可伴同侧腋窝淋巴结肿大，若无其他表现易于漏诊（图 11-2-4）。癌灶质地硬，弹性成像显示高硬度，评分≥4 分或 5 分。

※ 彩色血流检查所见

大多数肿块型 ILC 血供较少，少数癌灶可见丰富血流信号，并可见明显穿入性血流信号，RI > 0.70。结构紊乱型 ILC 在紊乱区域内见丰富条状、管径粗细不均的血流信号。

※ 诊断思维要点

◆ 浸润性小叶癌声像图分为肿块型和结构紊乱型两种；

◆ 肿块型 ILC 具有典型浸润性癌声像改变，边缘呈"锯齿样"改变多见；

◆ 结构紊乱型 ILC 多见丰富、走行杂乱、管径粗细不均的异形血管。

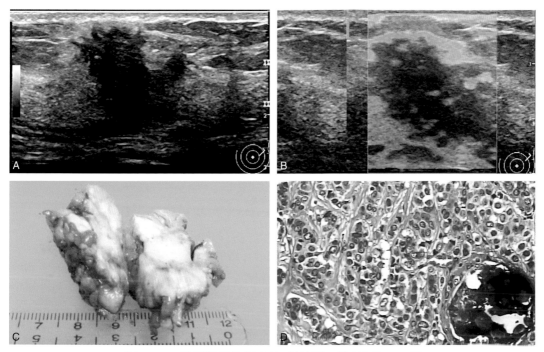

图 11-2-1 乳腺浸润性小叶癌，肿块型，患者女性，40 岁

A.肿瘤不规则形，呈极低回声，呈"锯齿样"边缘；B.弹性评分 5 分，高硬度；C.大体标本呈灰白色，无明显边界；D.显微镜下单个癌细胞呈线状排列，局部见砂粒体蓝色小体

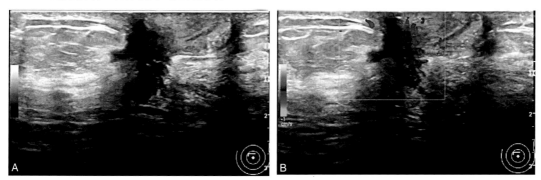

图 11-2-2 浸润性小叶癌，肿块型，患者女性，45 岁

A.腺体结构紊乱，呈极低回声，无明确边界，边界不规则；B.极低回声区边缘见散在分布的条状血流信号

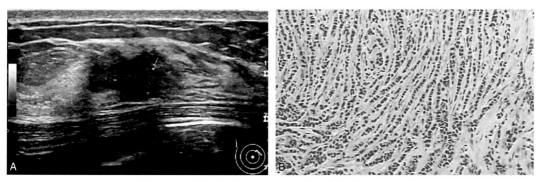

图 11-2-3 浸润性小叶癌，肿块型，患者女性，56 岁

A.腺体结构紊乱，呈极低回声，边缘不规则，内见砂粒体（↑）；B.显微镜下单个癌细胞呈线状排列浸润于致密结缔组织中

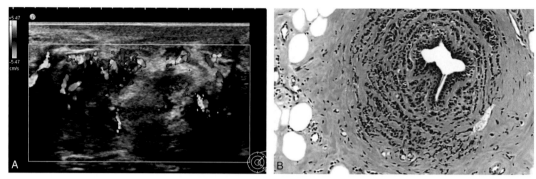

图 11-2-4　浸润性小叶癌，结构紊乱型，患者女性，45 岁

A.腺体结构紊乱，低混合回声，无明确边界，内见丰富杂乱条状血流信号；B.癌细胞围绕腺管呈 "靶状" 或 "牛眼状" 排列，并保留着导管的正常结构

※ 鉴别诊断

◆ 非特殊型浸润性癌：属于浸润性癌最常见类型，占乳腺浸润性癌的 40% ~ 75%。与肿块型 ILC 声像图无明确鉴别要点。回顾性分析肿块型 ILC 具有僵硬感和 "锯齿样" 边缘，后方衰减较多见，但不具特征性。诊断浸润性癌容易，具体病理分型有赖于术后组织病理学检查。

◆ 乳腺增生症Ⅲ型（复杂型）：声像图可表现为结构紊乱，回声高低不均，但彩色血流检查无血供增多及异形血管模式，探头指引下病灶区域触诊多质地柔软伴压痛。结构紊乱型 ILC 病变区域多见丰富且形态异常的异形血管，病灶区域触诊多质硬无压痛，鉴别诊断较容易。

（轩维锋　徐晓红　王凤云　王广珊　项尖尖）

参考文献

[1] 黄焰，张宝宁.乳腺肿瘤实用外科学 [M].北京：人民军医出版社，2015：22-23.

[2] 张祥盛，步宏，赵澄泉.乳腺病理诊断和鉴别诊断 [M].北京：人民卫生出版社，2014：176-193.

[3] 陈孝平.外科学 [M].2 版.北京：人民卫生出版社，2010：400-401.

[4] 李泉水，浅表器官超声医学 [M].北京：人民军医出版社，2013：163.

[5] YAMMKAWA M, NITTA N, SHIINA T, et al. High-speed free-hand tissue elasticity imaging for breast diagnosis[J]. Jpn J ApplPhys , 2003 , 42（5b）：3265-3351.

[6] 李玉林.病理学 [M].7 版.北京：人民卫生出版社，2010：86.

[7] 张建兴.乳腺超声诊断学 [M].北京：人民卫生出版社，2012：128-129.

[8] MANSOUR G M, EL-LAMIE I K I, EL-SAYED H M, et al. Preoperative breast ultrasound and Doppler velocimetric findings in patients with breast cancer[J]. Eur J Gynaecol Oncol, 2006, 27（2）：165-167.

[9] LEE S W, CHOI H Y, BAEK S Y, et al. Role of color and power Doppler imaging in differentiating between Malignant andbenign solid breast masses[J]. J Clin ULtrasound, 2002, 30（8）：459-464.

[10] 张蒂荣，鲁树坤，王双双，等.乳腺肿块的彩色多普勒血流频谱形态与病理对照研究 [J].中华超声影像学杂志，2004, 13（6）：439-441.

[11] LOPEZ J K. BASSETT L W. Invasive lobular carcinoma of the breast: spectrum of mammographic. US, and MR imaging findings[J]. Radiographics, 2009, 29（29）: 165-176.

[12] 赖兴建, 朱庆莉, 姜玉新, 等. 乳腺单纯性浸润性小叶癌的临床、X线、超声特征 [J]. 中国医学影像技术, 2010, 26（4）: 686-689.

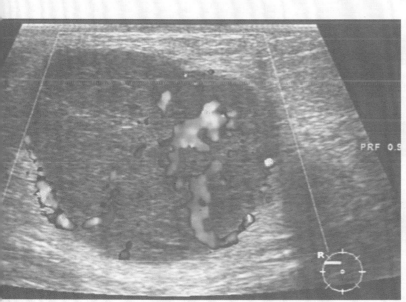

第十二章　特殊类型浸润性癌

乳腺超声与病理诊断

特殊类型浸润性癌是一组少见或罕见的癌，除具有特殊的形态学改变之外，其还有着更好或更差的预后，包括乳腺少见类型癌：髓样癌、黏液癌；乳腺罕见类型癌：浸润性筛状癌、浸润性乳头状癌；临床表现特殊类型乳腺癌：乳头 Paget 病、妊娠期和哺乳期乳腺癌、多灶性乳腺癌、双侧乳腺癌、异位性乳腺癌。特殊类型浸润性癌在大体病理、生物学行为和声像图表现方面与非特殊型浸润性癌具有较多差异。其声像图在具备恶性声像特征基础上，也具备相应的特征性声像。超声检查对于仪器分辨率要求更高、手法力度适宜、扫查要多角度、全面细致且注意细节，并且对血流检查的技巧要求更高。本章将对乳腺淋巴瘤、男性乳腺癌和乳头平滑肌肉瘤一并论述。

第一节　髓样癌

※ 临床概述

乳腺髓样癌（medullary carcinoma，MC）是一种呈合体细胞生长方式，缺乏腺管结构，伴有明显淋巴浆细胞浸润，界限清晰的癌。本病发病率不高，大约占所有乳腺癌的 5%，关于 MC，2012 年版《WHO 乳腺肿瘤组织学分类》在浸润性癌中明确列出一类肿瘤，称"具有髓样特征的癌（carcinoma with medullary features）"，也被译成"伴髓样特征的癌"。其定义：髓样癌、不典型髓样癌、非特殊型浸润性癌的某亚型。

患者年龄 21~95 岁。与非特殊型浸润性癌比较，其患者相对年轻，至少有 10% 的患者在 35 岁以下，有 40%~60% 的患者 < 50 岁。老年患者不常见，而男性则罕见。通常在一侧乳腺触及肿物，一般为单发，界清质实，临床和影像学可误诊为纤维腺瘤。发生于腋尾者需要同腋窝淋巴结转移癌相鉴别。MC 的 MRI 特征常呈膨胀性生长，T_1WI 均呈低信号，除少数 T_2WI 呈高信号外，大部分病例呈明显高信号。髓样癌动态增强早期均表现为边缘明显强化，肿块内部呈渐进性强化，强化方式由边缘环状强化向中心渗透。

大体所见肿物直径平均 2~3cm，呈结节状，界限清楚。切面呈灰白色、灰黄到红褐色，膨胀饱满，与非特殊型浸润性癌相比，质地较软，肿瘤组织缺乏皱缩纠集感。尤其是体积较大的肿瘤，其内常见出血坏死，亦可出现囊性变。显微镜下多数呈膨胀性生长，癌细胞成分多，呈合体细胞生长方式，大片状分布，无腺管结构形成，间质成分少，并伴有大量淋巴细胞浸润（图 12-1-1A，图 12-1-1B）。

※ 超声表现

MC 具有非特殊型浸润性癌部分恶性声像表现：内部呈极低回声、少见微钙化、边缘浸润无包膜、内部血管异常分布及走行、RI > 0.7，可伴有同侧腋窝淋巴结转移性肿大；同时具有与其病理特点相对应特征性声像表现：癌灶膨胀性生长表现为形态趋圆（A/T 接近 1）、内部癌细胞成分比例大、对声束衰减少、后方回声增强、质地软，在探头加压时可见形态变化（图 12-1-1 ~ 图 12-1-3）。

体积较大的髓样癌常合并出血坏死，表现为巨大囊性混合性回声及膨胀感，内部仅残存的癌组织呈条带状高回声；彩色血流检查其内部血流信号稀少（图 12-1-4）。

※ 诊断思维要点

◆ MC 具有非特殊型浸润性癌部分恶性声像表现；
◆ 髓样癌特征性声像表现为膨胀式生长、无包膜、探头加压轻微形变和后方回声增强。

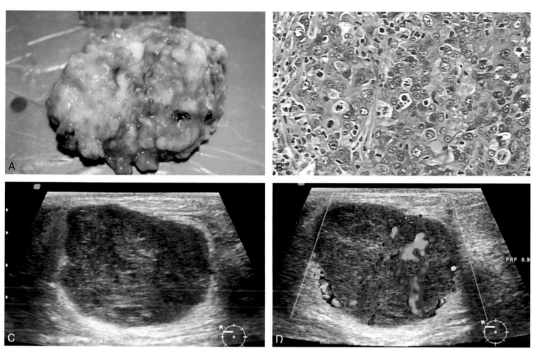

图 12-1-1　MC，患者女性，63 岁

A. 大体标本肿瘤呈灰红色，边界清晰，髓样外观；B. 显微镜下肿瘤细胞呈大片状，合体状生长方式；C. 癌灶呈极低回声，边界清晰，边缘不规则，后方回声增强，包膜清晰；D. 癌灶内部见丰富血流信号，血管分支走行扭曲

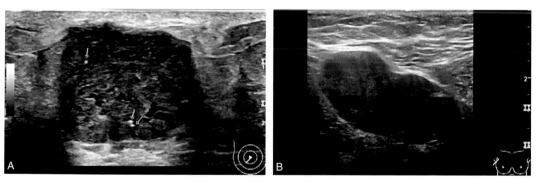

图 12-1-2　MC 伴腋窝淋巴结转移，患者女性，62 岁

A. 癌灶呈极低回声，膨胀式生长，边界清晰，边缘不规则，微钙化（↑）；B. 同侧腋窝淋巴结转移性肿大，淋巴门消失

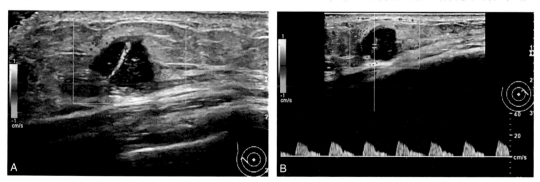

图 12-1-3　MC，患者女性，84 岁

A. 癌灶膨胀式生长，边界清晰，边缘成角，中央性穿入血管；B. PW 示动脉性血流频谱，Vmax 为 16.8cm/s，RI 为 1.0

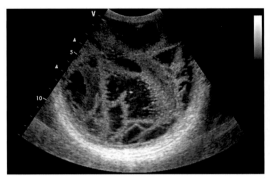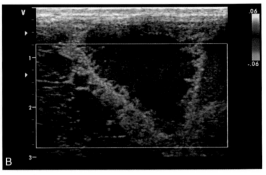

图 12-1-4　MC 合并坏死囊性变，患者女性，29 岁，妊娠期发现

A. 癌灶大小 15cm×10cm，呈网格状囊性团块，边界清晰，张力较大；B. CDFI 示癌灶内残余成分内未见血流信号

※ **鉴别诊断**

◆ 纤维腺瘤：文献报道部分髓样癌病例被误诊为纤维腺瘤，分析误诊原因仅满足于低回声，边界清晰特点。而忽略纤维腺瘤存在高回声包膜，髓样癌无包膜仅为膨胀挤压边缘，且髓样癌具有丰富血供和杂乱走行血管分支，RI > 0.7。

◆ 非特殊型浸润性癌：生长方式呈浸润性生长，A/T > 1，周边组织因癌组织牵拉向中央汇聚，肿瘤侵蚀亦可致组织连续性中断；而髓样癌多呈膨胀式生长，对周边乳腺组织造成挤压，癌灶趋圆，A/T 接近 1，后方回声呈增强表现。更多鉴别都是细节区分和手法连续观察，需要具备一定经验才能鉴别。

第二节　黏液癌

※ **临床概述**

乳腺黏液癌（mucinous breast carcinoma，MBC）又名胶样癌、黏液腺癌，发生于乳腺导管上皮，是一种少见的特殊类型浸润性癌，发生率占全部乳腺癌的 1% ~ 6%。其病理特点是在癌组织中有大量细胞外黏液，癌细胞常漂浮于黏液中，一般根据是否含有其他类型肿瘤成分再分为乳腺单纯型黏液癌（PMBC）和混合型 MBC。

高龄（> 60 岁）和闭经后妇女高发，占 75 岁以上年龄组乳腺癌的 7%，而 35 岁以下发生率 < 1%。黏液癌生长速度较慢，近半数呈膨胀性生长。首发症状是发现可以推动的乳腺包块为主诉，触诊为软至中等硬度，由于黏稠液体被纤维间质分隔，触诊时可有捻发音。

不同类型的 MBC 的大体所见表现不完全一致，PMBC 最常见的表现为小分叶状边缘肿块及缺少钙化；混合型 MBC 常有浸润性生长的影像特征；边缘清楚多是 PMBC，边缘不清楚多是混合型 MBC。

大体所见肿瘤直径为 1 ~ 16cm，典型黏液癌具有凝胶样外观，似胶冻样，伴有突出、清楚的边界。肿瘤缺乏真正的包膜（图 12-2-1）。囊性变可在体积较大的病例中。显微镜下黏液癌细胞呈不规则团状、片状、巢状、环状、乳头状、筛状和腺样结构，漂浮于黏液湖中，癌细胞异型性多数不明显，核分裂象少见（图 12-2-2）。黏液癌分为单纯型和混合型。单纯型只有黏液癌成分，缺乏其他浸润癌部分。混合型除黏液癌外，多少有不等的另一种浸润性癌成分（多为非特殊型浸润性癌）。

黏液癌预后明显好于其他类型的乳腺癌，单纯型预后比混合型好。有报道，单纯型黏液癌10年生存率在90%，明显高于混合型黏液癌。

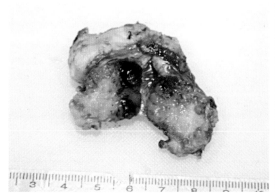

图 12-2-1　黏液癌大体剖面

患者女性，55岁，癌灶呈凝胶样外观，边界清晰，无包膜

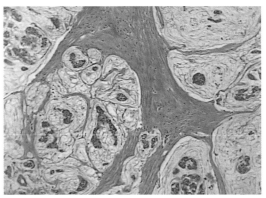

图 12-2-2　黏液癌光镜所见

显微镜下见纤维间隔、大片状黏液湖和不规则癌细胞巢

※ 超声表现

MBC 灶随着细胞外黏液量多少，癌细胞及纤维间质成分不同，声像图表现各异，分为单纯型和混合型两类声像改变。

◆ PMBC：病灶近半数呈膨胀式生长，且富含黏液，体积越大，内部黏液湖越容易被超声检测。声像图分两种，①实性肿块：表现为不均匀性低回声，边界多清晰，边缘规则，A/T < 1，后方回声增强，此时容易与纤维腺瘤相混淆，边界不清时，边缘不规则，后方回声增强，彩色血流检查可检测到丰富血流信号，血管分支走行异常（图 12-2-3）。②裂隙征肿块：癌灶呈低回声，伴随中央黏液增多逐渐呈现裂纹、裂隙、蜂窝及大片状无回声，边界清晰、边缘规则，A/T < 1，后方回声增强。探头加压可见轻微形态改变。彩色血流检查内部血供稀少，RI > 0.7，甚至 1.0（图 12-2-4 ～ 图 12-2-6）。此型回声具有特征性。

◆ 混合型 MBC：病灶多为低回声，形态不规则，边界不清，A/T 接近 1，部分见微钙化，后方回声增强或衰减；CDFI 检查病灶内血供丰富，分布杂乱（图 12-2-7）。本型较单纯型更具浸润性声像改变，表现为更低的回声和不规则边缘。容易伴发同侧腋窝淋巴结转移性肿大。

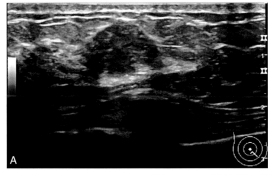
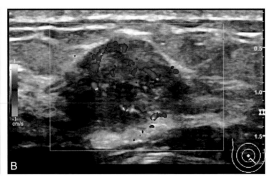

图 12-2-3　黏液癌，单纯型，患者女性，50岁

A.癌灶大小 15mm×11mm，呈低回声，边界不清晰，分叶状，A/T < 1；B.CDFI 示癌灶内血供丰富，血管分支粗细不均，走行杂乱

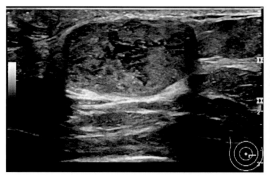

图 12-2-4　黏液癌，单纯型

患者女性，49 岁，癌灶呈椭圆形低回声，边界清，膨胀式生长，中央见裂隙样无回声

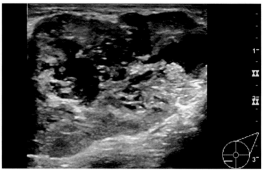

图 12-2-5　黏液癌，单纯型

患者女性，48 岁，癌灶边缘不规则，边界清，后方回声增强，中央见大片状无回声

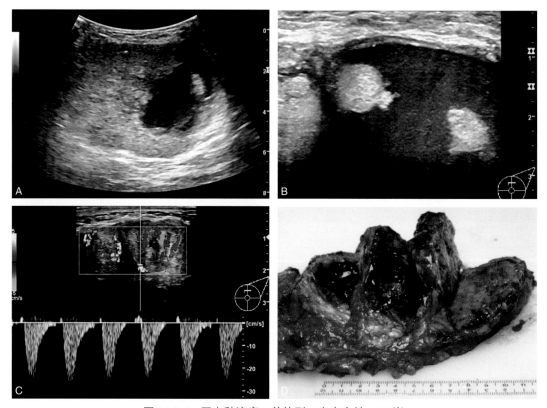

图 12-2-6　巨大黏液癌，单纯型，患者女性，82 岁

A.肿瘤体积巨大，呈低回声，内见大片状无回声，后方回声增强；B.局部显示大片状黏液湖无回声，肿瘤与周边边界清晰；C.癌灶内见丰富条状血流信号，RI 为 1.0；D.大体所见瘤体积巨大，呈胶样外观，边界清晰

※ **诊断思维要点**

◆ 病灶中央呈"裂隙样""蜂窝状"或大片状无回声是典型 PMBC 声像图改变；

◆ MBC 呈膨胀式生长，内部黏液湖在声像图对应清晰的边界，后方回声增强；

◆ 混合型 MBC 因含有另外一种浸润癌成分，容易出现边缘不规则、微钙化和后方回声衰减。

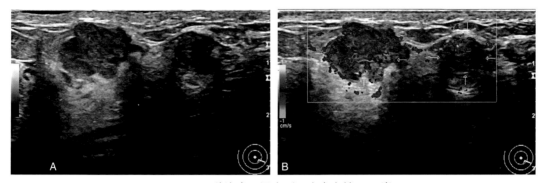

图 12-2-7　黏液癌，混合型，患者女性，42 岁

A. 癌灶呈低回声，边界清晰，边缘不规则，前方侵蚀脂肪层；B. CDFI 示癌灶内血供丰富，血管分支粗细不均，走行杂乱

※ 鉴别诊断

◆ 非特殊型浸润性癌：与黏液癌发病年龄有较大重叠，但声像图具备侵袭性浸润和明显恶性特征，后方回声多衰减，内部较少发生坏死囊性变。而 MBC 呈膨胀式浸润生长，多有清晰的边界，后方回声多增强，A/T ＜ 1，鉴别困难时需术后病理检查。

◆ 纤维腺瘤：多发生于青年女性，可单发或多发，触诊移动度明显。具有典型良性肿瘤声像，可见清晰高回声包膜，合并囊性变时多位于瘤体边缘而不是中央。而黏液癌多发生于高龄女性，但表现为实性肿块时不易区分，若能检测到其内部血管走行杂乱则区分较易，可行穿刺活检进行鉴别。

◆ 积乳囊肿：多见于哺乳后女性，声像图显示清晰囊壁高回声及内部云雾状低回声，彩色血流检查其内无血流信号显示。而 PMBC 癌灶内见大片状无回声黏液湖时，周边多能见到实性低回声，并能检测到血流信号。

第三节　浸润性筛状癌

乳腺浸润性筛状癌（invasive cribriform carcinoma，ICC）较少见，占乳腺肿瘤的 0.8% ～ 3.5%，1983 年由 Page 等首先报道，是浸润性导管癌的一种特殊变异，是一种少见的具有特殊形态结构及免疫表型的肿瘤，预后较好，淋巴结转移较少

ICC 发病年龄较轻，在 34 ～ 66 岁，中位年龄 47 岁。常为临床不易发现的肿物，多位于外上象限。乳腺影像学检查常伴有微钙化灶。约 20% 的病例可为多灶性病变。

大体所见肿块直径 2 ～ 3.5cm，质硬，切面灰白、灰红色，通常界限清晰；组织学特征是癌细胞团巢呈筛状结构浸润性生长，周围无基膜围绕，外形多不规则且常有成角。分为经典型和混合型。

张雪梅报道 ICC 声像图表现：形态欠规则或不规则，边界清或不清，多数内部为低回声。后方回声略增强，可伴有微钙化，彩色血流检查肿块内可见丰富点状、条状杂乱血流信号，脉冲多普勒阻力指数 RI ＞ 0.7（图 12-3-1）。本病二维超声容易误诊为纤维腺瘤，彩色血流检查可见丰富杂乱血供容易与之相鉴别，确诊有赖于病理学检查。

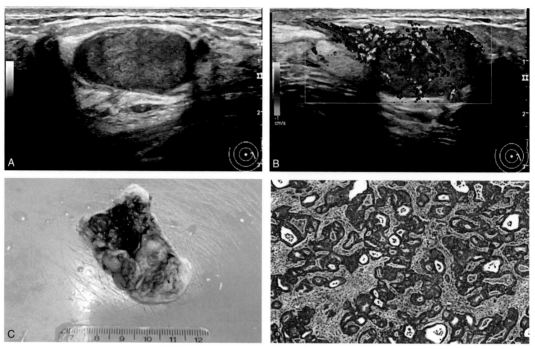

图 12-3-1　ICC，患者女性，41 岁

A. 癌灶呈椭圆形极低回声，边界清晰，后方回声增强，包膜清晰；B. 癌灶内部见丰富血流信号，血管分支粗细不均；C. 大体标本肿瘤呈灰红色，与周边组织分界清晰；D. 显微镜下浸润癌呈岛屿形，癌细胞排列呈筛孔状，筛孔大小不等

第四节　乳头Paget病

※ 临床概述

乳头 Paget 病（Paget disease of the nipple）乳头区表皮内存在不典型性明显的大细胞的恶性腺上皮细胞病变。最早在 1874 年由英国病理学家 Jame Paget 首次描述并报道。几乎所有病例均伴有病变下方的导管内癌，通常累及 1 个以上输乳管和乳腺深部更远处导管，病变可有浸润，也可无浸润。乳头 Paget 病约占全部乳腺浸润性癌的 1.1%，病变下方连接浸润性癌的占 50.4%；有导管内癌的占 36.3%；不合并癌的占 13.3%。

乳头 Paget 病主要发生在女性，好发于单侧乳头、乳晕部，平均发病年龄为 55 岁，罕见于男性乳房。皮损初发为鳞屑状红斑，常伴有湿疹化，呈表浅糜烂、渗出或结痂，浸润明显，缓慢向周围扩大，蔓延至乳晕及邻近皮肤，可形成溃疡或乳头回缩（图 12-4-1）。若在乳头下方触及明显肿块，浸润性癌的可能性超过 90%；相反，若触不到明显肿块，则 66% 病例的病变仅局限于导管内。本病也可以没有临床症状，临床未怀疑，但在乳房切除后经病理学表现而确诊。

大体表现为乳头糜烂，湿疹样，表面可有结痂或形成溃疡。乳晕区及周边可触及肿块。镜下乳头表皮内见 Paget 细胞（图 12-4-2），其体积大，圆形、卵圆形，胞界清晰，胞质丰富，淡染或透明，乳头 Paget 病下方的输入管内常有高级别的导管内癌。

乳腺 Paget 病在 MG 上常见阳性征象，①乳头及乳晕区皮肤增厚：多由癌细胞浸润皮肤，引起淋巴管阻塞所致；②钙化：乳头、乳晕内及乳晕后方沿导管分布呈针尖样、杆状钙化，具有特征性（图 12-4-3）；

③肿块：不具特征性，与其他类型乳腺癌难以鉴别。MRI 上乳头及乳晕长 T_1WI、长 T_2WI 异常信号，可以显示原位癌或浸润性癌 DWI 上扩散受限，增强后病变呈明显不均匀强化特征性表现。

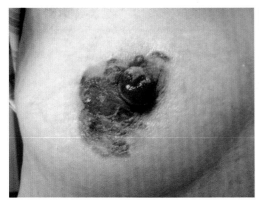

图 12-4-1　乳头 Paget 病外观

乳头溃疡，周边乳晕区受累

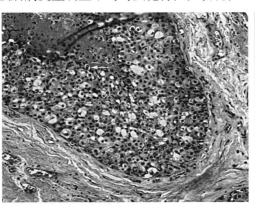

图 12-4-2　Paget 细胞镜下所示

体积大呈"空泡样"（↑）

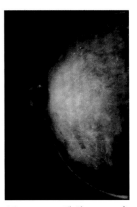

图 12-4-3　乳头 Paget 病
MG 所见

乳头及腺体层内见大量
针尖样及棒状钙化

※ 超声表现

乳头 Paget 病声像图改变，依据有无典型临床表现分为有典型临床表现和无典型临床表现两类。随着疾病进展，病变由仅累及乳头、乳晕，逐渐向输乳管及各级乳管扩展，并可能在腺体层内形成肿块样改变，肿瘤代谢产生钙化均在声像图上呈现相应改变。

有典型临床表现乳头 Paget 病二维声像图：

◆ 乳头回声减低不均，伴或不伴乳晕区皮肤增厚，增厚乳晕区皮肤与后方脂肪层分界不清（图 12-4-4）；

◆ 乳头乳晕回声异常伴下方大输乳管及远端乳管扩张，管腔内低回声，并见多发性微钙化。文献报道乳头 Paget 病合并微钙化发生率较高，为 37.5%～86.6%，其特点是发生在乳头内、乳晕内及乳晕附近，沿导管分布，可一直追踪至乳头（图 12-4-5，图 12-4-6），微钙化呈簇状、沿乳管或散在分布；

◆ 乳头乳晕回声异常伴腺体层内散在分布、多发性微钙化，腺体层见局灶性低回声，边界模糊，其内微钙化常见，声像图类似非特殊型浸润性癌（图 12-4-6）；

◆ 腋窝淋巴结受累时呈转移性肿大声像改变，体积增大，内部回声减低，边界清晰锐利，淋巴门偏心分布或消失（图 12-4-7）。

无典型临床表现乳头 Paget 病二维声像图：无典型乳头溃疡、结痂和湿疹样改变，加之腺体内改变符合乳腺癌声像表现，诊断乳头 Paget 病具有一定难度（图 12-4-8）；乳头、输乳管及远端乳管走行区见多发性微钙化，区段腺体结构紊乱、扭曲、回声不均匀，高度提示乳头 Paget 病合并 DCIS 声像。此时要重点扫查乳头及腋窝淋巴结情况以获得更多信息。

◆ CDFI：高频超声提示乳头乳晕回声异常病例均能在乳头局部探及丰富血流信号（图 12-4-4B，图 12-4-5B）。合并 DCIS/ 非特殊型浸润性癌，肿块内均能探及走行杂乱、扭曲、管径粗细不均匀血管。

※ 诊断思维要点

◆ 中老年女性乳头溃疡、结痂及湿疹样改变及乳晕增厚，高度提示乳头 Paget 病；

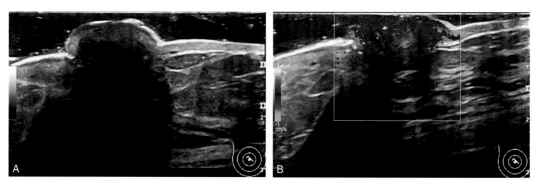

图 12-4-4 乳头 Paget 病，患者女性，66 岁

A.乳头回声减低，伴局部乳晕皮肤增厚回声减低，与后方脂肪层分界不清；B.乳头乳晕下方回声减低区血供丰富，杂乱分布

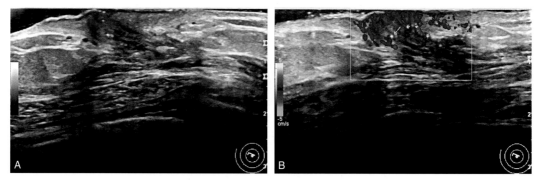

图 12-4-5 乳头 Paget 病合并后方输乳管 DCIS，患者女性，52 岁

A.乳头扁平内陷，乳晕皮肤增厚，大输乳管扩张，内见微钙化；B.乳头及乳晕低回声内见丰富血流信号，走行杂乱，微钙化（↑）

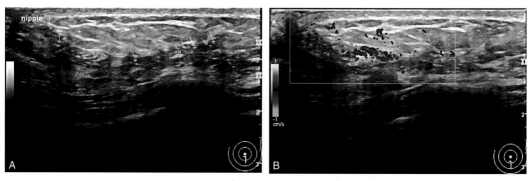

图 12-4-6 乳头 Paget 病合并后方输乳管 DCIS，患者女性，42 岁

A.乳头下方输乳管及下级乳管腔内回声减低，见密集微钙化，延伸至乳头；B.CDFI 示低回声乳管边缘见丰富条状血流信号

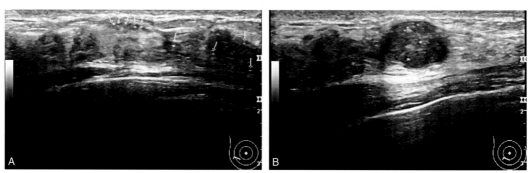

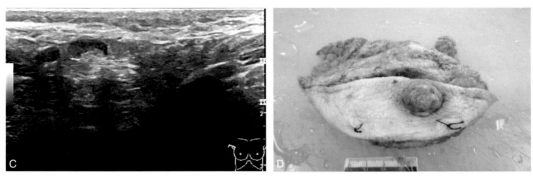

图 12-4-7 乳头 Paget 病合并输乳管 DICS 和乳腺内非特殊型浸润性癌，患者女性，56 岁

A.外下象限腺体结构紊乱，内见散在分布砂粒体（↑）；B.外下象限腺体层极低回声结节，边界不清，内见多个砂粒体；C.同侧腋窝淋巴结肿大，淋巴门偏心；D.乳房术后大体，见乳头表面溃疡结痂脱落，露出乳头溃疡面

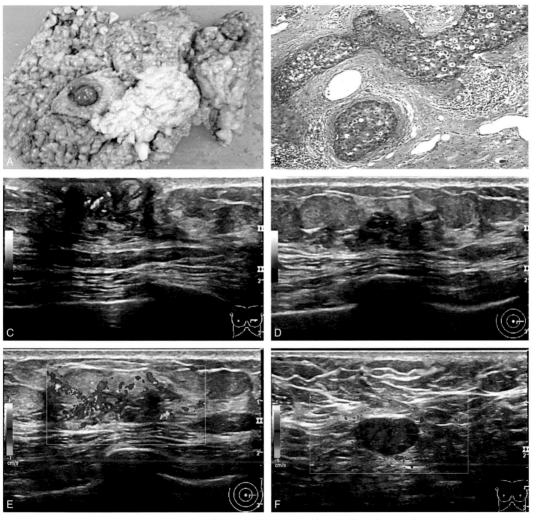

图 12-4-8 无典型临床表现乳头 Paget 病，患者女性，48 岁

A.乳头未见溃疡及湿疹样改变，乳头内陷；B.镜下乳腺 DCIS，并可见 Paget 细胞（↑）；C.乳头皮下回声减低不均，内见粗大钙化强回声；D.乳晕旁低回声内见多个针尖样强回声；E.低回声内血供丰富，走行杂乱；F.腋窝淋巴结转移性肿大，血供丰富

◆ 因病程进展及所处阶段不同，声像图分为有或无典型临床表现乳头 Paget 病两类；

◆ 乳头 Paget 病微钙化发生在乳头内、乳晕内及乳晕附近，沿导管分布，具备特征性；

◆ 高度怀疑乳头 Paget 病时，要注意扫查乳头、乳晕及腋窝淋巴结情况。

※ 鉴别诊断

◆ 非特殊型浸润性癌：非肿块型癌灶多表现腺体结构紊乱，缺乏明确边缘，仔细观察腺体内多见散在微钙化，彩色血流检查见腺体内部丰富、杂乱不均匀分布血供、血管管径粗细不均且走行扭曲，可伴同侧出现腋窝淋巴结转移性肿大。无典型临床表现乳头 Paget 病亦可出现上述声像，鉴别诊断困难时需要结合病理活检。

◆ 乳头湿疹：多见于年轻女性，尤其是哺乳期女性，皮损呈棕红色，糜烂明显，间覆以鳞屑或薄痂，有浸润时可发生皲裂。自觉瘙痒兼有疼痛，不伴有乳腺肿块，乳头超声检查无异常发现。而乳头 Paget 病多见于 55 岁左右女性，乳头呈溃疡、结痂及湿疹样改变，声像图出现乳头、乳晕回声改变，甚至输乳管、腺体层肿块及腋窝淋巴结肿大，发病年龄、临床表现及声像图改变可鉴别。

第五节　妊娠期和哺乳期乳腺癌

※ 临床概述

妊娠期和哺乳期乳腺癌是一种特殊类型的乳腺癌，定义为妊娠期、哺乳期或产后 1 年内确诊的原发性乳腺癌。由于哺乳期与妊娠期乳腺癌患者内分泌的变化及其对癌瘤产生的影响相似，常将两者统称为妊娠期乳腺癌（breast carcinoma during pregnancy，BCP），又称为妊娠相关乳腺癌（pregnancy-associated breast cancer，PABC）。

PABC 患者的年龄为 32 ~ 38 岁，常表现为进行性增大的无痛性肿块，常伴腋窝淋巴结转移。由于妊娠哺乳期乳房肿块不易早期发现，且容易与哺乳期乳腺炎或积乳混淆，或因担心增加流产风险不愿意行相关检查，延误诊断率高。有报道显示，PABC 患者平均被延误诊断时间为 5 ~ 10 月。所以，此期乳腺癌一般 TNM 分期较晚，发展迅速，腋窝淋巴结转移率高。

PABC 的病理分型及其在乳腺象限中的分布与普通乳腺癌无明显差异，主要为非特殊型浸润性癌，淋巴结转移常见。浸润性小叶癌在孕妇和年轻未孕妇女中罕见。但炎性乳腺癌在妊娠期、哺乳期发病率较高，可占 BCP 20% ~ 30%。

※ 超声表现

◆ 典型声像图表现：为妊娠期或哺乳期乳房超声改变背景下浸润性癌改变。玄英华等总结：①癌灶可以为单发性，也可表现为多中心癌；②呈低回声，后方无衰减；③形态不规则，边界不清晰，A/T > 1，癌灶较大，多与后方胸肌粘连；④部分病灶内见微小钙化及囊性变（图 12-5-1）；⑤常合并腋窝淋巴结转移性肿大，淋巴结呈类圆形或不规则形，淋巴门偏心；⑥ CDFI 检查癌灶内多血供丰富，走行杂乱，PW 探及高速高阻力血流频谱。

※ 诊断思维要点

◆ 妊娠期和哺乳期进行性增大无痛性肿块，质硬不易推动，要排除乳腺癌；

◆ PABC 具有典型非特殊型浸润性癌声像图特征表现。

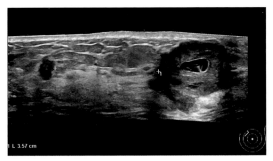

图 12-5-1　非特殊型浸润性癌

患者女性，32 岁，妊娠 32 周发现乳腺逐渐长大肿物，呈多中心癌，距离 3.5cm

※ 鉴别诊断

◆ 妊娠期及哺乳期纤维腺瘤：多有纤维腺瘤病史，妊娠期会生长加速，瘤体增大，声像图回声减低，血供丰富但走行规则，边界清晰。触诊可有较大范围移动。PABC 多无乳腺结节病史，孕期发现结节最初未引起重视，短期迅速增长引起患者关注，具有典型非特殊型浸润性癌声像表现，可与纤维腺瘤鉴别。

◆ 泌乳型腺瘤：属于乳腺良性上皮性肿瘤，多发生在妊娠期和哺乳期，触诊可移动，质地较软，声像图呈高回声，与周边腺体分界清晰。瘤体内可见丰富血流信号，探头加压可发生形变，具备明确良性声像，可与 PABC 质硬无移动，腋窝淋巴结转移性肿大的典型恶性声像相鉴别。

第六节　双侧乳腺癌

※ 临床概述

双侧乳腺癌（bilateral breast carcinoma，BBC）是指双乳腺同时发生或非同时发生的原发性癌。根据发生时间间隔长短，原发性双侧乳腺癌（PBBC）分为同时性 BBC 和异时性 BBC。对时间间隔的长短界定，国内外意见不一，有 2 个月、半年、1 年和 2 年等不同标准。国内外多数学者以 6 个月为时间间隔。王昊天等研究提出以 24 个月为标准划分同、异时性双侧原发性乳腺癌较为合理。

PBBC 多发生于女性，男性罕见。肿瘤部位多为外上象限。常单发，浸润性生长，年龄 44 ~ 75 岁，中位年龄 59 岁。

PBBC 病理类型可以相同，也可以不同。最常见组织类型为非特殊型浸润性癌，其他病理类型包括浸润性小叶癌、浸润性微乳头状癌、DCIS、黏液癌、髓样癌。

※ 超声表现

娄丽等总结 58 例 PBBC 声像图表现：癌灶分布以外上象限居多，多表现为形态不规则，呈分叶状及"蟹足样"，边缘"毛刺征"，边界不清晰，肿块 A/T > 1，内部回声粗杂不均匀，常见微钙化，后方回声衰减；彩色血流检查内部及周边血流信号丰富，动脉性为主，RI > 0.70（图 12-6-1，图 12-6-2）；其指出 BBC 灶声像图改变相似度较低。

典型 PBBC 结合临床表现及声像图诊断不难，要注意与转移性 BBC 相鉴别。

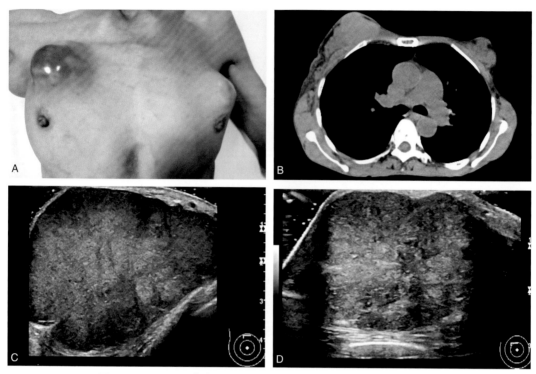

图 12-6-1　BBC，患者女性，55 岁，双侧病理：非特殊型浸润性癌

A.双侧乳房见癌块，隆起于皮下，右侧腋窝见转移性肿大淋巴结；B.CT 成像见双侧乳房腺体层内高密度结节，边界不光整；C.右侧乳房外上象限见癌块，隆起于皮下，右侧腋窝见转移性肿大淋巴结；D.左侧乳房上象限见癌块，浅面侵及皮肤层，边界不清

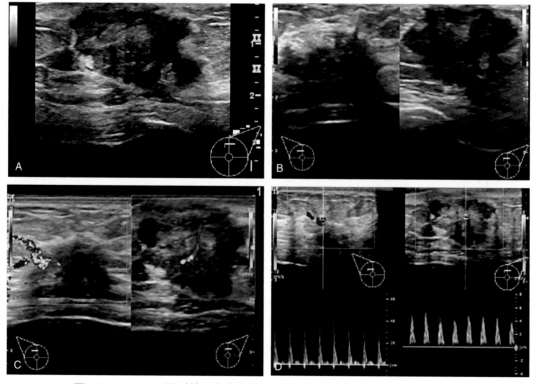

图 12-6-2　BBC，同时性，患者女性，79 岁，双侧病理：非特殊型浸润性癌

A.左侧乳房癌灶位于上象限，呈不均匀性低回声，边缘分叶状；B.双侧乳房癌灶声像图类似，浸润性生长，侵蚀胸肌；C.彩色血流检查双侧癌灶见穿心性血管，走行扭曲；D.频谱多普勒 PW 显示频谱高尖，动脉性血流频谱，RI 为 1.0

第七节 多灶性乳腺癌

※ 临床概述

多灶性乳腺癌（multifocal breast cancer）是指在同侧乳腺内出现两个或两个以上各自独立、互不连续、组织学类型相同或不同的原发癌灶。癌灶间有正常乳腺组织间隔（癌灶间距离＞2cm以上），组织学上相互间不存在沿乳腺导管、淋巴管、血管扩散或直接侵犯的证据。有学者提出多中心性癌的改变，主要强调多个癌灶位于同侧乳腺不同象限。但分子生物学研究结果显示，多灶性和多中心性癌均有可能是多中心起源或单一癌灶的乳腺内扩散，国外文献主张将同侧乳腺内多个癌灶统称为多灶性乳腺癌。

张殿龙等研究显示，189例乳腺癌患者中多灶性（多中心性）乳腺癌为32例（37%），发病年龄29~68岁，中位年龄46岁。多表现为乳腺无痛性肿块，较小癌灶术前常在B超、MG等检查中发现，经病理检查证实。

一般认为，主癌灶越小，多中心癌的发生率越高。Fukutomi等认为，乳腺癌的多中心性与家族性乳腺癌是否与绝经有关。尤其是绝经期前的家族性乳腺癌患者中，多中心性腺癌的发生率较高。

多病灶可累及乳腺1~3个象限，直径大小0.5~5.5cm，主癌灶可位于乳腺任一象限，但以外上象限多见。镜下组织学类型：非特殊型浸润性癌、非典型髓样癌、单纯型癌、髓样癌、小叶癌等，以非特殊型浸润性癌多见。不同癌灶可以为相同的组织学类型，也可为不同组织学类型。

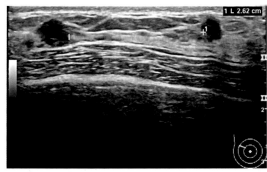

图 12-7-1 多中心性乳腺癌

患者女性，45岁，单侧乳腺两个癌灶，呈低回声，呈浸润性生长，癌灶间距2.6cm

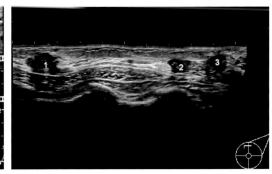

图 12-7-2 多中心性乳腺癌

患者女性，35岁，单侧乳腺三个癌灶，1为主灶，2、3为子灶，距离＞2.0cm

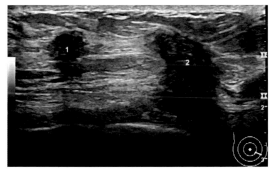

图 12-7-3 多灶性乳腺癌

患者女性，57岁，单侧乳腺两个癌灶，呈极低回声，呈浸润性生长，癌灶间距1.5cm；

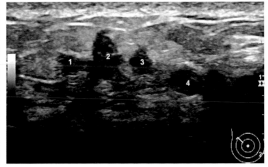

图 12-7-4 多灶性乳腺癌

患者女性，38岁，单侧乳腺五个癌灶，其中四个癌灶紧密相邻排列，呈极低回声

※ 超声表现

单侧乳腺同一或不同象限腺体层内见两个以上，甚至可多达五个癌灶，癌灶具有典型恶性声像表现，呈极低回声，边界不清，A/T > 1，内见微钙化，后方回声可见衰减，乳房后间隙消失。腋窝淋巴结转移性肿大，呈偏心性增大，淋巴门偏心或消失。彩色血流检查可见癌灶内血供增多，杂乱走行，RI > 0.7。检查注意多象限仔细扫查，将多个癌灶在单幅图像显示，应用宽景成像显示多个癌灶更加直观（图 12-7-1 ~ 图 12-7-4）。

※ 诊断思维要点

◆ 单侧乳腺单个或多个象限检出具有典型恶性声像表现的癌灶，提示多灶性乳腺癌；

◆ 乳腺多中心癌更强调在不同象限发现癌灶，癌灶间距 > 2.0cm；

◆ 检查时要仔细多象限扫查并注意进行腋窝淋巴结评估。

※ 鉴别诊断

主要与乳腺多发性增生结节相鉴别。增生结节多发生在乳腺增生症腺体回声改变背景下，多个低回声结节，具备良性声像表现，低回声，边界清晰，A/T < 1，内部无微钙化，同侧腋窝淋巴结未见肿大。结合临床表现及触诊，鉴别诊断不难。

第八节　乳腺淋巴瘤

※ 临床概述

乳腺部位淋巴瘤可分为原发性乳腺淋巴瘤（primary lymphoma of breast，PLB）和继发性乳腺淋巴瘤（secondary lymphoma of breast，SLB）。PLB 极为少见，以非霍奇金淋巴瘤（non-Hodgkin lymphoma，NHL）为主，仅占乳腺恶性肿瘤的 0.04% ~ 0.50%，占所有 NHL 不足 1%，约占所有结外 NHL 的 1.7%。

PLB 几乎均为女性，男性患者仅见少数个案报道。以单侧乳腺受累为主，1% ~ 14% 发生于双侧乳腺，累及双侧乳腺的病例应详细追问病史，排除 SLB 的可能。

PLB 年龄跨度比较大，主要集中在 40 ~ 60 岁，国内中位年龄 34 ~ 40 岁，临床表现为乳腺逐渐增大的单发性无痛性肿块，伴 / 不伴同侧腋窝淋巴结肿大，偶有 B 症状（发热、盗汗、体质量减轻 > 10%）。肿块触诊质地较硬，边界清晰。所有 PLB 病例均无皮肤水肿、红疹、"橘皮样" 外观及乳头凹陷等表现。

PLB 大体病理：肿块平均直径 3.0cm（范围 0.5 ~ 9.0cm），呈结节样外观，切面灰白色、实性，质地偏软、细腻。在乳腺组织中可以发生多种类型的淋巴瘤，几乎均为 NHL，主要为弥漫大 B 细胞淋巴瘤，其次为 MALT 淋巴瘤，其他类型淋巴瘤均为少数个案。

SLB 主要指全身性淋巴瘤累及乳腺，或有淋巴瘤病史，以乳腺肿块为复发的首要表现。SLB 比原发性更常见。在所有乳腺转移性肿瘤中，淋巴瘤最常见。SLB 乳腺内病灶数量要多于原发性。

PLB 通常是以偶然发现乳腺结节或伴有同侧腋窝淋巴结肿大为首发症状，与乳腺癌的临床表现无明显差异，因此容易误诊或漏诊。大部分患者首先选择手术切除，经过组织活检或肿块切除术后病理才明确诊断。文献报道，手术范围与患者预后无明显相关性。

※ 超声表现

典型 PLB 声像图表现为单侧单发性低回声病灶，呈椭圆形或分叶状不均匀性回声，膨胀式生长，边界清晰，后方回声增强或无变化。肿块多无"毛刺征"及钙化灶。多数病灶内部血流信号丰富，走行不规则杂乱。

国内邓晶等将乳腺淋巴瘤超声表现按有无明显边界可分为肿块型和弥漫型。病变区内部回声不同表现亦有差别。

◆ 肿块型：表现为不均匀性低回声与周围组织有较清晰的分界；形态及内部回声变化多样。内部回声分三种类型，Ⅰ型：声像图表现为椭圆形低回声或高低混合回声团，CDFI 示病灶内血供较丰富，分布杂乱，动脉为主，RI > 0.7（图 12-8-1）。病理上病变区可见大量肿瘤细胞浸润于残存的乳腺导管和小叶之间，两者界限较清；肿瘤细胞浸润区为低回声，残留正常组织为高回声。Ⅱ型：声像图表现为内部细条样低回声，见丝网样高回声分隔；病变区肿瘤细胞弥漫性增生，间质少，可见出血和坏死，胞质丰富而淡染。Ⅲ型：声像图表现为类圆形低回声及极低回声，似淋巴结样回声，若检查时增益较低，呈"类囊肿"回声；CDFI 示病灶内部血供丰富，呈中央型走行（图 12-8-2）。病理上有清晰包膜或假包膜，形态一致的瘤细胞呈滤泡样结构。

◆ 弥漫型：内部回声分两型，Ⅰ型：声像图表现为片状分布低回声，无明显边界，多数病灶范围 > 5cm，CDFI 内部血供丰富，RI > 0.7 为主；病理组织学上呈弥漫性增生的单一细胞肿瘤，肿瘤浸润范围较大，乳腺小叶萎缩并破坏，少量纤维间质，无坏死和出血。Ⅱ型：声像图表现为弥漫性不均匀性回声，内呈极低回声似炎性改变，可见多个点状强回声；CDFI 血供丰富，RI < 0.7 为主（图 12-8-3）。镜下表现为肿瘤浸润周围组织伴较多反应性淋巴细胞及急炎性细胞浸润。

伴腋窝淋巴结肿大时，淋巴结多呈均匀性肿大，包膜清晰，淋巴门存在或消失。

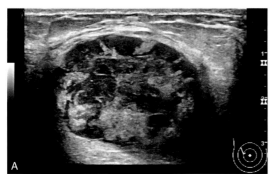
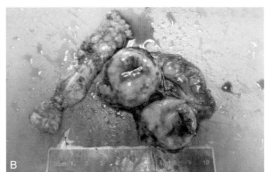

图 12-8-1 乳腺弥漫大 B 细胞淋巴瘤，肿块型，患者女性，33 岁

A. 病灶呈椭圆形，膨胀式生长，呈高低混合回声，边界清晰；B. 术后大体，肿瘤周边组织分界清晰，呈灰白色、实性结节样

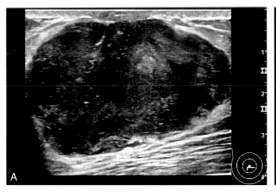
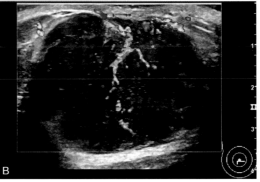

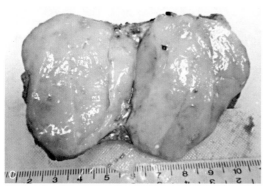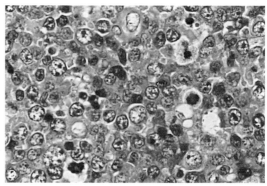

图 12-8-2　NHL，弥漫大 B 细胞，患者女性，59 岁，肿块型

A.病灶呈类圆形极低回声，边界尚清，呈"类囊肿"回声；B.CDFI 检查病灶内见丰富血供，呈中央型走行；C.术后大体见清晰包膜，切面呈灰白实性，质软细腻；D.显微镜下淋巴瘤细胞形态一致，呈滤泡样结构

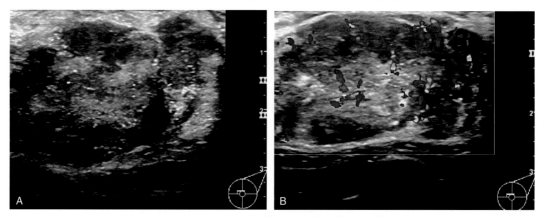

图 12-8-3　NHL，弥漫型，患者女性，36 岁

A.病灶范围较大，分叶状，呈弥漫性不均匀性极低回声，边界模糊；B.CDFI 病变内见丰富条状血流信号，分布不均杂乱

※ 诊断思维要点

◆ 乳腺淋巴瘤声像图分为肿块型和弥漫型两型；

◆ 病灶声像图具备恶性特征，但呈膨胀式生长且后方回声增强要排除乳腺淋巴瘤；

◆ 乳腺淋巴瘤声像图特征与结内淋巴瘤具有诸多相似点。

※ 鉴别诊断

◆ 非特殊型浸润性癌：乳腺淋巴瘤的超声表现为中低回声及丰富血流信号与非特殊型浸润性癌相似，而无"毛刺征"及钙化灶，后方回声无衰减，呈椭圆形或分叶状及边界清晰，这些在非特殊型浸润性癌中少见。但遇到形态不规则、边缘不清晰的不典型乳腺淋巴瘤时，极易被误诊为乳腺癌，应结合临床及其他超声表现相鉴别。

◆ 乳腺错构瘤：是一种特殊的良性肿瘤，有完整包膜。瘤体呈混杂回声及完整包膜是乳腺错构瘤的特征性表现；触诊质地较软，检查时探头加压可见瘤体变形，内部血供稀少。而 PLB 触诊质地较硬，探头加压无形变，声像图具有明显恶性声像特征，边界模糊，缺乏完整连续高回声包膜；彩色血流检查内部血供多丰富，血管分支分布杂乱。

第九节 男性乳腺癌

※ 临床概述

男性乳腺癌（male breast cancer）比较罕见，占全部乳腺癌的 0.7%，在所有男性癌中比例约为 0.17%。但近年来，随着人口老龄化、环境污染等因素的影响，男性乳腺癌的发病率不断升高，主要好发于 65 岁左右的老年人，比女性乳腺癌发病年龄高，且不呈双峰发病特点。

目前仍不清楚男性乳腺癌的病因，推测可能与遗传因素及体内雌孕激素失衡有关。一般认为，一级男女亲属患有乳腺癌，可使男性乳腺癌发病风险增加 2～3 倍。

男性乳腺癌多以乳晕区无痛性肿块为首发症状，其次因乳头血性溢液就诊。肿块好发于单侧乳房，质地硬，活动度差。男性乳房较小，肿瘤多位于乳晕区，多偏离乳头。男性乳腺组织少，肿瘤大多侵犯胸肌，经乳头及乳晕下丰富的淋巴管网转移至区域淋巴结，以腋窝淋巴结转移较常见。

女性乳腺具有导管、腺小叶和腺泡结构，可以发生腺体增生、腺瘤、腺癌等，而男性乳腺只有导管系统，不形成乳腺小叶及腺泡。男性乳腺癌的主要组织学类型为非特殊型浸润性癌，其他病理类型包括黏液性癌、囊内乳头状癌、髓样癌、腺样囊性癌、导管内乳头状癌、分泌型癌、富脂质性癌、导管癌早期浸润和乳房 Paget 病等。

男性乳腺癌的治疗方法与女性相同，对于未侵犯胸肌的患者应首选改良根治术。对于局部晚期患者应先行术前化疗，局部情况改善后再行手术切除。

※ 超声表现

◆ 二维超声：乳晕区深部偏心性肿块；肿块内部多呈低回声，均匀或不均匀，可伴坏死囊性变，可见微钙化强回声；肿块边界不清晰，形态不规则，多数呈浸润性或"蟹足样"生长，常侵蚀胸肌致连续性中断，少数呈膨胀式生长，挤压现象明显；可伴同侧腋窝淋巴结肿大，淋巴结呈类圆形、淋巴结门偏心、内部见微钙化回声（图 12-9-1）。

◆ CDFI：肿瘤内部血供丰富，呈粗大、扩张、扭曲走行血管，以中央性分布为主；同侧腋窝肿大淋巴结内可见增多甚至丰富血流信号，呈偏心分布（图 12-9-2，图 12-9-3）。

◆ 频谱多普勒：肿瘤内部血流频谱以高阻力动脉性频谱为主，RI > 0.7。

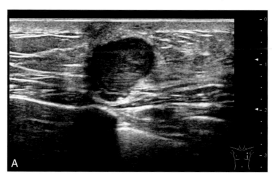
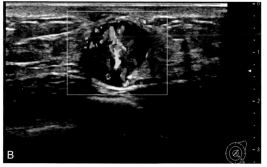

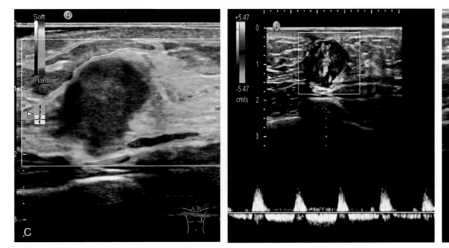
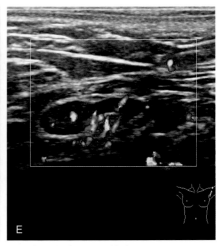

图 12-9-1　患者男性，80 岁，左侧乳房质硬肿物三个月，术后病理：乳腺非特殊型浸润性癌

A. 乳晕下低回声，深部浸润胸肌，导致其连续性中断；B. 彩色血流检查癌灶中央可见粗大中央性滋养血管；C. 弹性评分为 5 分；D. 频谱显示高速高阻力血流，RI 为 1.0；E.同侧腋窝淋巴结肿大，可见丰富淋巴门型血流信号

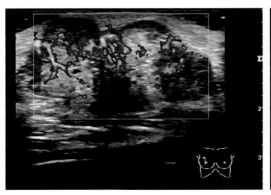
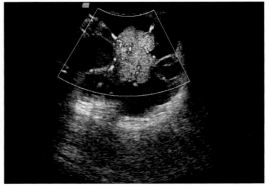

图 12-9-2　乳腺非特殊型浸润性癌　　　　图 12-9-3　乳腺肌上皮癌

患者男性，32 岁，癌灶呈浸润性生长，内见丰富　患者男性，54 岁，癌灶周边见无回声坏死，中央
杂乱血供　　　　　　　　　　　　　　　　　实性部分血供丰富

※ 诊断思维要点

男性乳腺癌临床及超声特点：

◆ 老年男性乳晕区下方触及无痛性肿物要首先考虑到本病；

◆ 男性乳腺癌典型超声表现是实性低回声，呈浸润性或膨胀式生长，内部见粗大滋养血管，走行迂曲。

※ 鉴别诊断

◆ 男性乳房发育症：多双侧发生，病灶一般在乳头正下方，表现为乳晕下质地柔软，可移动性肿块，声像图表现为乳晕下方增大的腺体低回声，与后方胸肌毗邻无浸润，无局灶性病变。男性乳腺癌多见于单侧乳房，癌灶触诊质硬且通常偏离乳头，呈典型恶性声像特征，部分病例伴腋窝淋巴结转移性肿大。

◆ 男性乳腺炎：一般有外伤史，外观红肿热痛，声像图表现为乳晕下极低回声，范围局限，无浸润性生长，同侧腋窝肿大，呈炎性淋巴结肿大；彩色血流检查可见丰富血流信号；短期内发生是特点；男性乳腺癌一般外观无红肿，呈无痛性缓慢生长，低回声具有浸润性生长方式，同侧腋窝可见转移性淋巴结肿大。

◆ 胸壁异物：胸部刀片等异物存留较长时，会形成皮下质硬肿物，触诊较固定；超声检查可见异物形态及回声，如刀片长轴呈条状强回声，边界清晰，短轴切面显示具有一定宽度强回声（图12-9-4，图12-9-5）；询问胸壁有外伤史可以鉴别。

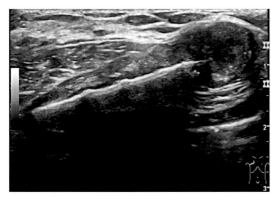

图12-9-4 胸壁肌层刀片，26年前

刺伤后残留，胸壁皮下实性低回声，边界清晰，其肌层内见斜行条样强回声

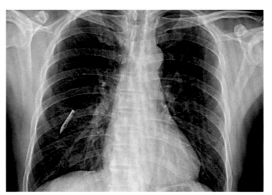

图12-9-5 胸壁刀片DR所见

X线可见右侧胸壁刀片状异物影

第十节　乳头平滑肌肉瘤

乳头平滑肌肉瘤临床非常少见，国内外文献只有个案报道。可能来自乳头、乳晕周围的平滑肌和血管平滑肌，也可能来自肌样过渡的肌上皮和肌纤维母细胞。临床表现乳头质软肿物或肿块短期内迅速增大，乳头外观增大，皮肤无异常改变。大体见肿物与周围组织界限清晰，呈卵圆形，质地较软，切面灰白、灰红、旋涡状，局部见灶性出血坏死。显微镜下由梭形细胞构成，细胞有不同程度的异型性及核分裂象增多，部分区域瘤细胞排列呈栅栏样。声像图表现为皮下极低回声，内见杂乱条状高回声，瘤体与周围界限清晰，呈膨胀式生长趋势。彩色血流检查瘤体内部见丰富血供，分布不均匀，血管分支紊乱（图12-10-1）。乳头平滑肌肉瘤超声具有典型改变，确诊需通过免疫组化来进行鉴别。

乳头平滑肌肉瘤须与乳头腺瘤相鉴别。乳头腺瘤是起源于乳头部乳腺导管的良性肿瘤，是一种局限于乳腺集合导管内及周围的良性上皮增生。主要见于女性，发病年龄20～87岁，平均年龄43岁。临床就诊的患者约2/3以乳头糜烂或乳头结节为主诉，不伴有疼痛。病变一般位于单侧，双侧罕见，病程较长，多数达一年以上。查体均可于患侧乳头内（或乳头基底部）扪及质硬的结节或肿块。声像图表现为乳头内圆

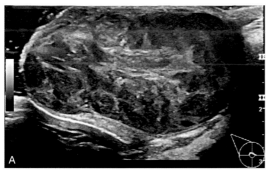
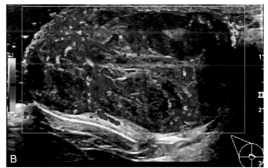

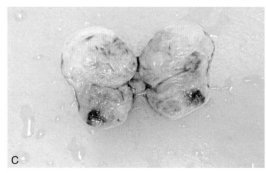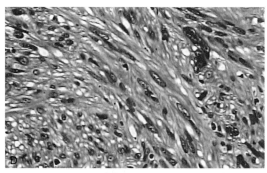

图 12-10-1　乳头肿物半年，患者女性，43 岁，术后病理：平滑肌肉瘤

A. 病灶呈膨胀式生长，不均匀性极低回声，内见条状高回声，边界清晰；B. 彩色血流检查流体内部血供丰富，分布不均，呈条状走行杂乱无序；C. 大体标本瘤体呈灰白红色，边界清晰，切面呈"旋涡状"；D. 显微镜下见平滑肌细胞平行样排列，细胞核增大，蓝染

形或椭圆形低回声结节，边界清楚，周边无明显包膜回声，后方回声增强，CDFI 显示结节内少量血流或边缘血流。乳头平滑肌肉瘤无糜烂外观且血供丰富、杂乱具有典型恶性声像改变，鉴别较容易。

（轩维锋　徐晓红　张建兴　邓小芸　王月爱　李荣岗　卢珠明）

参考文献

[1] 李晓曦，王深明，赖远辉，等. 乳腺髓样癌的治疗 [J]. 中华外科杂志，2005，43（23）：1516-1518.

[2] LAKHANI S R, ELLIS I O, SCHNITT S J, et al. WHO classification of tumors of the breast[M]. 4ed. Lyon IARC Press, 2012: 46.

[3] 刘军杰，张文皓，李智贤，等. 乳腺髓样癌与纤维腺瘤 MRI 影像特征及病理对比研究 [J]. 中国医学影像学杂志，2012，20（6）：401-404.

[4] 吴丽足，林礼务，薛恩生，等. 高频彩色多普勒超声对乳腺髓样癌的诊断及误诊原因分析 [J]. 中国超声医学杂志，2012，28（8）：761-763.

[5] 吴丽足，林礼务，何以枚，等. 高频彩色多普勒超声对乳腺髓样癌与腺纤维瘤鉴别诊断中的价值 [J]. 中国超声医学杂志，2009，25（8）：738-741.

[6] PARK S, KOO J, KIM J H, et al. Clinicopathological characteristics of mucinous carcinoma of the breast in Korea: comparison with invasive ductal carcinoma-not otherwise specified[J]. J Korean Med Sci, 2010, 25（3）: 361-368.

[7] 崔春艳，张伶，伍尧泮，等. 乳腺黏液腺癌钼靶 X 线表现与病理相关性分析 [J]. 影像诊断与介入放射学，2011，20（3）：225-228.

[8] KOMAKI K, SAKAMOTO G, SUGANO H, et al. Mucinous carcinoma of the breast in Japan. A prognostic analysis based on morphologic features[J]. Cancer, 1988, 61（5）: 989-996.

[9] 李水平，黄蓉，邱明珠，等. 乳腺黏液癌超声表现及误诊分析[J]. 中国超声医学杂志，2017，33（4）：17-20.

[10] PAGE D L, DIXON J M, ANDERSON T J, et al. Invasive cribrifom carcinoma of the breast[J].

Histopathology, 1983, 7（4）：525-536.

[11] 张雪梅，刘波，邹荣莉，等. 少见类型乳腺癌的高频超声诊断 [J]. 中国医学影像技术，2012, 28(6)：1243-1244.

[12] 张雪梅，刘波，邹荣莉，等. 乳腺浸润性筛状癌的超声表现及临床分析 [J]. 中国临床医学影像杂志，2013, 24（4）：278-280.

[13] 刘丽萍，彭晓琼，魏宇贤. 乳腺浸润性筛状癌超声误诊为纤维瘤 1 例 [J]. 临床超声医学杂志，2013, 15（2）：76.

[14] TAVASSOLI F A. Pathology of the breast[M]. Norwark, Connecticut: Appleton &Lange, 1999: 731-760.

[15] 龚西騟，丁华野. 乳腺病理学 [M]. 北京：人民卫生出版社，2009: 391-294, 398-399.

[16] 轩维锋. 浅表组织超声与病理诊断 [M]. 北京：人民军医出版社，2015: 45.

[17] LI Y J, HUANG X E, ZHOU X D. Local breast cancer recurrence after mastectomy and breast conserving surgery for Paget's disease: a meta-analysis[J]. Breast Care(Basel), 2014, 9（6）：431-434.

[18] 韦瑶，朱庆莉，李建初，等. 乳腺 Paget 病临床及超声影像学特征 [J]. 中国医学科学院学报，2017, 39（3）：396-400.

[19] 詹小林，严昆，关瑞宏，等. 彩色多普勒超声诊断乳腺 Paget 病的价值及分析 [J]. 中国超声医学杂志，2015, 31（8）：755-757.

[20] NAVROZOG LOU I, VREKOUSSIS T, KONTOSTOLIS E, et al. Breast cancer during pregnancy: a mini-review[J]. Eur J Surg Oncol, 2008, 34（8）：837-843.

[21] 玄英华，朱庆莉，姜玉新. 妊娠期乳腺癌临床特点及超声诊断 [J]. 中国医学影像技术，2012, 28（3）：499-502.

[22] 王昊天，段晶晶，毛洁飞，等. 对于划分同、异时性双侧原发性乳腺癌间隔时间的探讨 [J]. 中国癌症杂志，2016, 26（2）：193-195.

[23] 田青青，刘杰，袁静萍. 双侧原发性乳腺癌 13 例临床病理分析 [J]. 诊断病理学杂志，2016, 23（5）：324-327.

[24] 娄丽，丛新丽，马玉香，等. 原发性双侧乳腺癌的超声诊断价值 [J]. 医学影像学杂志，2006, 16(8)：808-810.

[25] 张殿龙，曹铭谦，方鸿，等. 多中心乳腺癌的临床研究 [J]. 现代医学，2003, 31（5）：333-334.

[26] FUKUTOMI T, AKASHI-TANAKA S, NANASAWA T, et al. Multicentricity and histo pathological background features of familial breast cancer stratified by menopausal status[J]. Int J Clin Oncol, 2001, 6（2）：80-83.

[27] SUN Y, JOKS M, XU L M, et al. Diffuse large B-cell lymphoma of the breast: prognostic factors and treatment outcomes[J]. Onco Targets Ther, 2016, 9（6）：2069-2080.

[28] AVENIA N, SANGUINETTI A, CIROCCHI R, et al. Primary breast lymphomas: a multicentric

experience[J]. World J Surg Oncol, 2010, 8（3）：53.

[29] JABBOUR G, EL-MABROK G, AL-THANI H, et al. Primary breast lymphoma in a woman: a case report and review of the literature[J]. Am J Case Rep, 2016, 17（2）：97-103.

[30] JENNINGS W C, BAKER R S, MURRAY S S, et al. Primary breast lymphoma: the role of mastectomy and the importance of lymph node status[J]. Ann Surg, 2007, 245（5）：784-789.

[31] 周智俊，谢建兰，韦萍，等. 原发性乳腺淋巴瘤类型构成与预后分析 [J]. 中华病理学杂志，2017，46（9）：618-622.

[32] MOUNA B, SABER B, TIJANI E H, et al. Primary malignant non-Hodgkin's lymphoma of the breast: a study of seven cases and literature review[J]. World J Surg Oncol, 2012, 10（7）：151.

[33] 李雪，黄晓玲. 乳腺淋巴瘤超声表现特点 [J]. 中华内分泌外科杂志，2016，10（5）：423-425.

[34] 邓晶，徐祎，栗翠英，等. 乳腺弥漫大 B 细胞淋巴瘤超声表现及其误诊原因分析 [J]. 临床超声医学杂志，2017，19（5）：325-328.

[35] 薛晓蕾，叶兆祥，赵玉梅，等. 男性乳腺癌的 X 线表现及临床分析 [J]. 实用放射学杂志，2011，27（4）：534-537.

[36] GIORDANO S H, COHEN D S, BUZDAR A U, et al. Breast carcinoma in men: a population based study[J]. cancer, 2001, 101（1）：51-57.

[37] 吴雅媛，王彤，刘红. 男性乳腺癌125 例患者的临床病理特征与生存分析 [J]. 肿瘤，2012，32(10)：805-810.

[38] 张建兴. 乳腺超声诊断学 [M]. 北京：人民卫生出版社，2012：155-156.

[39] 章萍，郑如华. 彩色多普勒超声对男性乳腺癌的诊断价值 [J]. 医学影像学杂志，2011，21（12）：1829-1830.

[40] 王锦，付丽. 乳腺原发性平滑肌肉瘤的研究进展 [J]. 诊断病理学杂志，2014，21（9）：589-591.

[41] 王成刚，马榕. 乳头腺瘤的诊断与手术治疗 [J]. 国际外科学杂志，2013，40（3）：148-149.

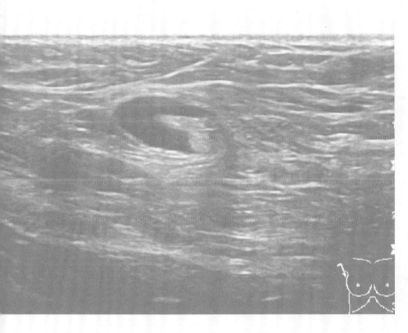

第十三章　乳腺淋巴引流及良恶性淋巴结鉴别

乳腺的淋巴引流区在正常生理状态下主要包括两大部分，即腋淋巴结区和内乳淋巴结区，一般认为75%的乳腺淋巴液流向腋淋巴结区，而约25%的乳腺淋巴液流向内乳淋巴结区。

第一节 乳腺淋巴引流

※ 临床概述

乳腺引流区淋巴结包括腋淋巴结、胸骨淋巴结和同侧锁骨上淋巴结。

◆ 腋淋巴结位于腋窝内，数量20～30个，腋窝淋巴结的输出管汇成锁骨下干，左侧的注入胸导管，右侧的注入右淋巴导管。按传统解剖学分为五群（图13-1-1）。

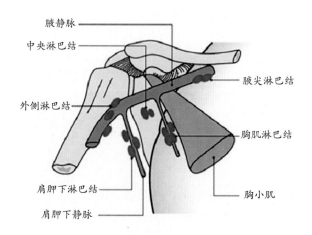

图13-1-1 腋区淋巴结分布示意图

◆ 外侧淋巴结：沿腋静脉的内侧排列，收纳上肢浅、深淋巴管。

◆ 胸肌淋巴结：沿胸外侧血管排列，收纳胸、脐以上腹前外侧壁浅淋巴管和乳房外侧淋巴管。

◆ 肩胛下淋巴结：在腋窝后壁沿肩胛下血管排列，收纳项、背部淋巴管。

◆ 中央淋巴结：位于腋窝中央脂肪组织内，收纳上述三群淋巴结的输出管，乳腺癌易于转移至此处。

◆ 腋尖淋巴结：又称锁骨下淋巴结，沿腋静脉近段排列，收纳中央淋巴结输出管，伴头静脉走行的淋巴管和乳房上部淋巴管。

根据国际抗癌联盟（UICC）的TNM分类，腋淋巴结分为Ⅰ型、Ⅱ型、Ⅲ型三组：Ⅰ型位于胸小肌外侧缘的外侧，相当于腋窝淋巴结外侧群；Ⅱ型位于胸小肌后面，包括胸肌淋巴结；Ⅲ型位于胸小肌内侧，相当于腋尖淋巴结，即锁骨下淋巴结。

◆ 内乳淋巴结又称胸骨旁淋巴结，位于第1～6肋间隙前端，沿着胸廓内动、静脉排列（图13-1-2）。Haagensen认为在距离胸骨3cm以内，超声检查时探头要置于此处体表位置（图13-1-3）。

◆ 锁骨上淋巴结是颈外侧下深淋巴结的外侧组，有1～8个位于胸锁乳突肌后缘、肩胛舌骨肌下缘与锁骨上缘之间的锁骨上三角内，在前斜角肌浅面沿着颈横血管排列。

◆ 除以上淋巴结外，另有研究发现28%的乳房可发现乳房内淋巴结。

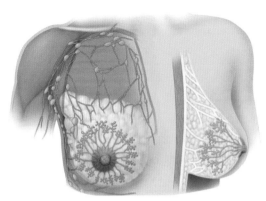

图 13-1-2 内乳动脉及内乳淋巴结模式图

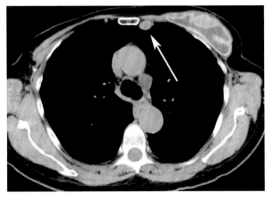

图 13-1-3 CT 所见肿大的内乳淋巴结（↑）

※ **超声表现**

正常淋巴结多呈肾形、蚕豆形、长椭圆形，少数可呈圆形，形态规则，边界清晰。淋巴结最外层为高回声包膜，包膜内淋巴结周围部分为低回声皮质，中央高回声为髓质，有时可见髓质延伸至淋巴门（图 13-1-4）。部分体积较小的淋巴结，皮髓质分界不清晰，声像图整个淋巴结显示为低回声或无回声。韩峰等主张乳腺区淋巴结遵循自腋窝→锁骨下区→胸骨旁→锁骨上检查顺序。

◆ 乳房内淋巴结识别：腺体层正常淋巴结显示率极低，急性乳腺炎时腺体内淋巴结受累呈炎性肿大，表现为体积均匀性增大，包膜清晰，中央见高回声髓质延伸至淋巴门（图 13-1-5）。彩色血流检查可见丰富淋巴门型血供，血管分支呈"羽毛状"改变。

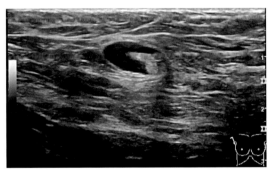

图 13-1-4 腋窝正常淋巴结

患者女性，30 岁，淋巴结呈椭圆形，包膜清晰高回声，实质呈均匀性低回声，中央髓质高回声延伸至淋巴门

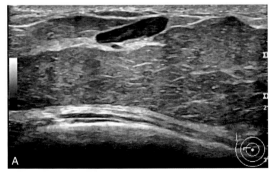 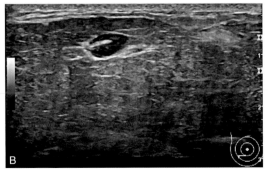

图 13-1-5 哺乳期乳腺炎，患者女性，26 岁，腺体内淋巴结肿大

A. 腺体区与脂肪层交界处淋巴结炎性肿大，长轴所见；B. 探头旋转 90° 显示淋巴结短轴，见高回声淋巴结门回声

◆ 内乳淋巴结识别：识别结构为胸廓内动脉、静脉。距离胸骨体内侧3cm纵切显示动脉长轴，呈断续性管道样无回声，彩色血流检查管腔见搏动性动脉性血流信号，PW可检测到动脉性频谱。旋转探头90°可显示动脉及静脉短轴，彩色血流检查可见动脉及静脉红蓝色血流信号。内上象限乳腺癌合并内乳淋巴结转移时，可见动脉旁肿大淋巴结呈椭圆形低回声，包膜清晰（图13-1-6）。

◆ 腋窝淋巴结识别：正常腋窝淋巴结与周边软组织有较好的声学界面，能够容易被超声识别。在病毒感染时腋窝淋巴结反应性肿大，表现体积增大，包膜清晰，皮质和淋巴门均匀性增宽，彩色血流检查可见少量丰富淋巴门型血流信号（图13-1-7）。乳腺癌合并腋窝及锁骨下淋巴结转移时，多个淋巴结肿大，呈类圆形极低回声，包膜清晰锐利，彩色血流检查淋巴结内血供增多，甚至丰富（图13-1-8，图13-1-9）。

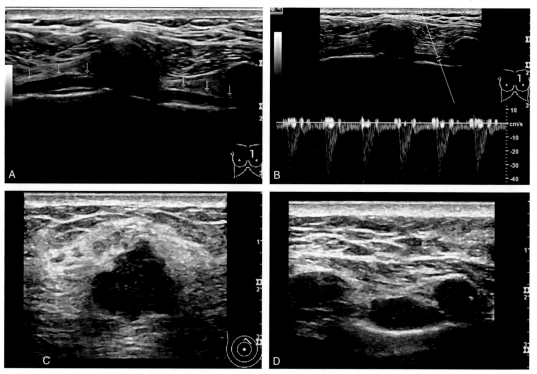

图13-1-6　内乳动脉显示方法及内乳淋巴结转移性肿大，患者女性，46岁

A. 左侧胸骨旁长轴显示胸廓内动脉，管腔（↑）；B. 胸廓内动脉管腔内PW检测可见动脉性血流频谱；C. 乳腺内上象限癌灶，呈极低回声，边界不清晰；D. 相邻肋骨之间深部筋膜间隙见转移性淋巴结肿大

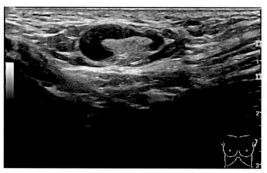

图13-1-7　腋窝淋巴结反应性肿大

患者女性，23岁，淋巴结体积增大，淋巴门呈高回声

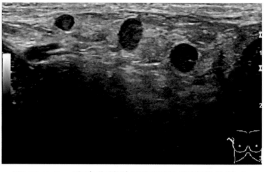

图13-1-8　乳腺非特殊型浸润性癌腋窝性肿大淋巴结转移

患者女性，55岁，同侧腋窝淋巴结多发性转移肿大，呈极低回声，边界清晰

◆ 锁骨上淋巴结识别：正常锁骨上淋巴结因体积较小，显示概率不高。发生转移性肿大时，体积较小淋巴结显示为类圆形极低回声，包膜清晰；淋巴结显著肿大时，内部回声多不均匀（图 13-1-10）。

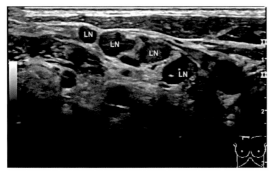

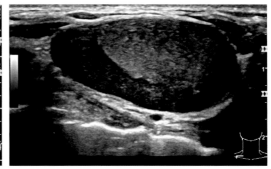

图 13-1-9　乳腺癌锁骨下淋巴结转移性肿大	图 13-1-10　乳腺癌锁骨上淋巴结转移
患者女性，54 岁，非特殊型浸润性癌，锁骨下淋巴结多发性转移肿大	患者女性，58 岁，非特殊型浸润性癌，锁骨上淋巴结转移，回声不均

第二节　乳腺引流区淋巴结疾病

※ 临床概述

乳腺引流区淋巴结疾病包括淋巴结良性增生、淋巴瘤和转移性肿瘤等。

根据病因、组织病理学改变及临床表现，可见淋巴结良性增生分为三类：一是淋巴结反应性增生，包括急性非特异性淋巴结炎和慢性非特异性淋巴结炎；二是淋巴结各种特殊性感染，包括结核性淋巴结炎、组织细胞坏死性淋巴结炎、猫抓病；三是病因不明的淋巴结增生性疾病，如巨大淋巴结增殖症（castleman 病）及 Rosai-Dorfman 病等。

组织细胞坏死性淋巴结炎（KFD），又称菊池病，是一种良性淋巴结炎症性疾病。好发于年轻女性患者，常表现为自限性发热和淋巴结肿痛，淋巴肿大以颈部好发，亦可发生在腋窝淋巴结。肿大的淋巴结一个或多个，相互不粘连，可活动，常有压痛。该病是自限性的，一般抗生素治疗无效，绝大多数患者在1～3 月内自愈。本病确诊依赖于病理学检查。

结核性淋巴结炎是淋巴结最常见的特殊感染。本病多发生在儿童及青少年，发生腋窝者多以浅表肿物就诊，少数患者可有发热、乏力等全身症状。淋巴结结核的病理改变基础是炎性渗出、结节增生和干酪样坏死，病变转愈可见纤维化、钙化。

嗜酸性淋巴增生性淋巴肉芽肿也称木村病（Kimura's disease，KD），是一种罕见的病因不明的慢性免疫炎性疾病。该病发病率低，主要发病于中国和日本。发病年龄为 20～40 岁，男女比为 3:1，男性多发，临床表现多为头颈部无痛性皮下肿物，常累及大唾液腺或淋巴结，伴有嗜酸性粒细胞和血清免疫球蛋白（IgE）升高，部分患者还可伴发有肾脏病变。本病累及淋巴结时多孤立存在，多数同时存在淋巴结及软组织病变。

猫抓病（cat-scratch disease）淋巴结炎是由巴尔通体科（Bartoneuaceae）立克次体感染引起的自限性淋巴结炎。90% 的患者年龄在 18 岁以下。该病表现为局限性淋巴结肿大，多数位于腋窝、颈前、腹股沟，也可发生于肘部。被猫抓伤后约 2 周出现淋巴结肿大，皮肤损伤部位可出现炎症、肿胀和痂皮。大多数患者淋巴结肿大在2~4个月后消退。本病特征性病变为组织细胞演变的上皮样细胞形成肉芽肿，肉芽肿中央中性粒细胞聚集形成星形脓肿。

乳腺癌容易发生淋巴道转移。临床研究表明，大多数肿瘤在早期就发生肿瘤细胞从原发灶经淋巴管转移至局部淋巴结，其淋巴液主要流入腋窝淋巴结，为乳腺癌转移的第一站（图13-2-1，图13-2-2）。

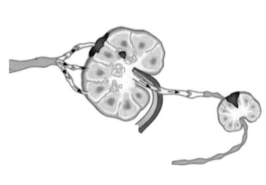 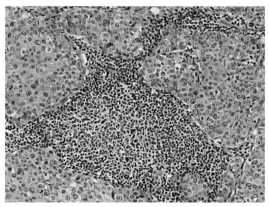

图 13-2-1　恶性肿瘤沿淋巴管及淋巴结转移示意图　图 13-2-2　显微镜下乳腺癌腋窝淋巴结转移内密集深染癌细胞

淋巴瘤根据病理组织学可分为霍奇金淋巴瘤（Hodgkin lymphoma，HL）和非霍奇金淋巴瘤（non Hodgkin lymphoma，NHL）两大类。HL占所有淋巴瘤的10%~20%；NHL占所有淋巴瘤的80%~90%；发生在腋窝时肿大淋巴结可以移动，也可以互相粘连，融合成块。

※ 超声表现

◆ 腋窝KFD：多为单发性，外形呈椭圆形或类圆形；呈不均匀性低回声，考虑与淋巴结内部片状或灶性凝固性坏死灶有关；淋巴结包膜清晰，多个淋巴结肿大时无融合。淋巴结多显示丰富淋巴门型血供；内部血管分支走行规则，能量多普勒更能显示终末支微血管；极低回声区血液充盈缺损，为坏死区域（图13-2-3）。

◆ 结核性淋巴结炎：发生在小儿腋窝时，表现为皮下边界清晰极低回声，包膜清晰，实质内见多个甚至大量钙化强回声，彩色血流检查在淋巴结实质边缘见丰富血供，呈边缘型血供；发生在成人腋窝时，淋巴结多显著增大融合成块，呈极低回声，淋巴门偏心，彩色血流检查多见丰富淋巴门型或边缘型血供（图13-2-4）。

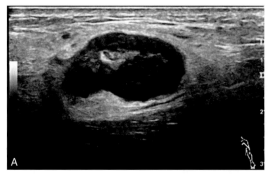 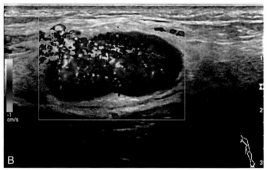

图 13-2-3　腋窝组织细胞坏死性淋巴结炎，患者女性，59岁

A.单个淋巴结显著肿大，包膜清晰，实质呈极低回声；B.彩色血流检查见丰富淋巴门型血流信号，分支走行规则

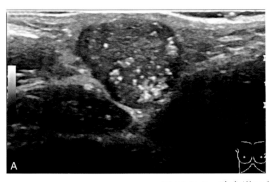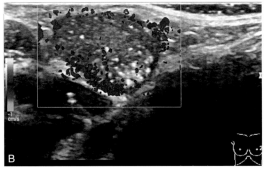

图 13-2-4 腋窝淋巴结结核,患儿女,2 岁

A.单个淋巴结显著肿大,实质呈极低回声,内见大小不等钙化强回声;B.彩色血流检查见淋巴结周边实质边缘型血供

◆ 腋窝淋巴结 KD:KD 累及淋巴结,多表现为孤立的淋巴结肿大,呈椭圆形,A/T < 1,淋巴结门结构消失或稀疏不清,可见皮质区增厚,有的淋巴结内部回声不均匀,低回声中夹杂条索样高回声,类似"木纹样"结构。这可能是嗜酸性粒细胞浸润引起淋巴结内炎症改变所致,彩色血流检查淋巴结内部可见丰富淋巴门型血流信号(图 13-2-5)。

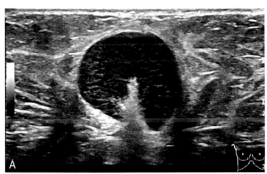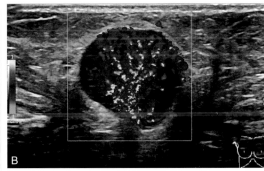

图 13-2-5 嗜酸性粒细胞增生性淋巴肉芽肿,患者女性,53 岁

A.单个淋巴结显著肿大,包膜清晰,实质呈"木纹样"改变;B.彩色血流检查见丰富淋巴门型血流信号,分支走行规则

◆ 猫抓病性淋巴结炎:①位置:与猫接触身体部位近端浅表淋巴结肿大;②大小形态:大小由 1~4cm 不等;呈椭圆形、类圆形,包膜清晰规整;③回声:呈低回声,内部见裂隙样无回声分布,为扩张小血管分支,当淋巴结体积较大时,淋巴结髓质范围增大呈高回声,整个淋巴结呈"靶环样"改变;④伴发征象:肿大淋巴结周边见"卫星样"小淋巴结,此外,周边组织回声正常;⑤ CDFI:典型表现为一条粗大血管沿淋巴门进入中央后向四周放射状散开,呈"火球样"改变(图 13-2-6)。

※ 乳腺癌合并淋巴结转移特点

①容易转移至同侧腋窝,胸廓内动脉旁,其次为锁骨上窝;②肿大淋巴结皮质常呈偏心性增宽,包膜清晰锐利(图 13-2-7A ~ 图 13-2-7C);③钙化:表现为点状强回声,位于皮质内部(图 13-2-7D);④肿大淋巴结血流分布和血流参数与乳腺癌原发灶的血流分布和参数呈出现同步一致的变化,频谱多普勒可检查高速、高阻力动脉性血流频谱,RI > 0.7(图 13-2-7E,图 13-2-7F);⑤晚期及根治术后复查要注意扫查同侧锁骨上窝及颈下部淋巴结。

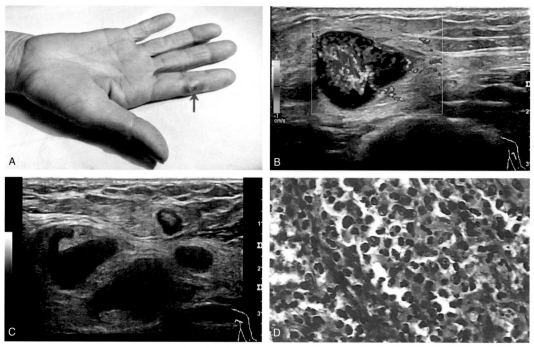

图 13-2-6　猫抓病性淋巴结炎，患者女性，58 岁

A. 猫咬伤食指伤口（↑）；B. 上臂淋巴结肿大伴丰富淋巴门型血流信号，呈"羽毛状"；C. 腋窝肿大淋巴结周边见卫星小淋巴结；D. 显微镜下所见

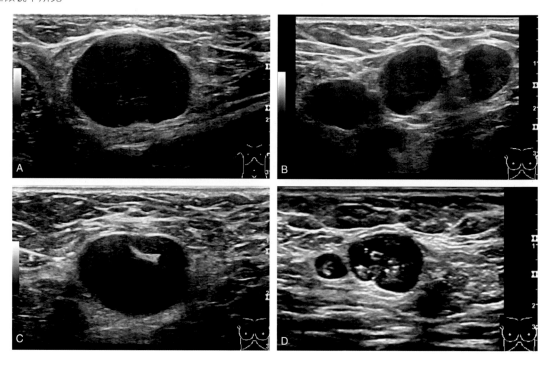

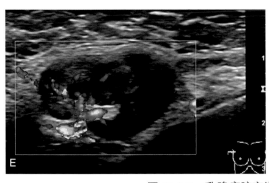
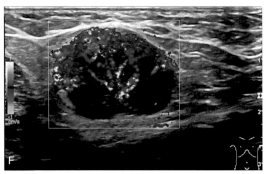

图 13-2-7　乳腺癌腋窝淋巴结转移各种声像改变

A. 患者女性，53 岁，包膜清晰锐利，呈极低回声；B. 患者女性，48 岁，同侧腋窝多个淋巴结肿大，包膜清晰，呈类圆形极低回声；C. 患者女性，44 岁，淋巴门偏心；D. 同侧腋窝多个淋巴结肿大，内见多个砂粒体；E. 患者女性，45 岁，淋巴门偏心，血供丰富；F. 淋巴门消失，血供丰富，分布不均

※ 腋窝淋巴瘤声像图表现

①多数为多个淋巴结肿大，少数为单个；②淋巴结增大，呈椭圆形、类圆形，少数为不规则形，包膜清晰；③内部呈均匀性低回声，检查时若增益较低，呈"类囊性"回声；④淋巴瘤淋巴结内多数可见丰富淋巴门型血供，血流分支血管管径增粗且粗细不均，走行扭曲，呈"树枝状""鸡爪状"分布，此表现有别于淋巴结良性增生血管内径均匀的走行规则（图 13-2-8）。

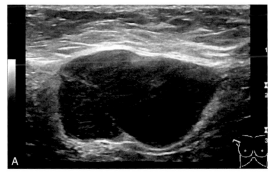
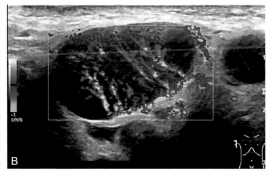

图 13-2-8　腋窝弥漫大 B 细胞淋巴瘤，患者女性，71 岁

A. 单个淋巴结显著肿大，包膜清晰，实质呈"类囊性"回声；B. 彩色血流检查见丰富淋巴门型血流信号，呈"树枝状"

第三节　乳腺引流区淋巴结良恶性鉴别

对于淋巴结性质的准确判定，可以直接影响疾病的诊断和治疗方案的选择。对于乳腺引流区淋巴结常规超声诊断思维方法一般按照"定位→定性→鉴别诊断"的思维过程。若诊断困难可进一步选择超声造影、穿刺活检后病理检查确诊。

定位包括确定是否为淋巴结来源、淋巴结所处位置及转移性淋巴结原发癌灶定位。确定病变是否为淋巴结来源是诊断关键的第一步。不同部位淋巴结收纳相关区域淋巴液，为此能大致推断原发肿瘤部位，进而对乳房检查来寻找原发癌灶。

淋巴结定性诊断是超声诊断的关键步骤。对于淋巴结良恶性分辨，需要多因素、多方位、多角度综合分析并与特征性声像相结合。在预先了解病史和临床表现后，再行（或同时行）超声检查。猫抓病性淋巴结炎具有与猫密切接触史，与猫接触近端肢体部位（如肘部）浅表淋巴结肿大；乳腺癌转移性淋巴结肿大，皮质厚度显著不均匀为局部受肿瘤细胞侵蚀声像。淋巴瘤临床上多为无痛性淋巴结肿大，无明确发热及外伤病史。多因素分析会明显降低诊断偏差甚至误诊发生的概率。

典型淋巴结疾病超声诊断相对容易，但对于不典型病例或同图异病情况，则需要进行鉴别诊断，排除非淋巴结来源疾病的混淆。淋巴瘤与组织细胞坏死性淋巴结炎均可表现为类圆形极低回声，淋巴门型血供。但淋巴瘤内部血管分支较粗且粗细不均，内部分支孤立，呈"树枝样"分布（图13-3-1）；而组织细胞坏死性淋巴结炎时肿大淋巴结内部血管细小分支无分界，呈"羽毛样"或"火球样"改变（图13-3-2）。锁骨上神经鞘瘤超声表现为椭圆形低回声，瘤体两端有时可见高回声三角或连接神经干，但无良性淋巴结淋巴门型血供（图13-3-3A）。腋窝副乳腺纤维腺瘤多有典型副乳腺外观，声像图与乳房腺体层纤维腺瘤相同，触诊边界清晰，有助鉴别（图13-3-3B）。腋窝皮下表皮样囊肿临床触诊囊性感，声像图囊壁清晰，彩色血流检查囊内无血供（图13-3-3C）。小儿上臂毛母质瘤为紧邻皮肤层质硬结节，超声表现为紧邻皮肤高低混合回声，边界清晰，大小不等钙化，内见丰富血供，长期间存在可与猫抓病性淋巴结炎鉴别（图13-3-3D）。

总之，淋巴结疾病诊断水平的高低，需要以优异二维图像及彩色血流信息为基础，并具有淋巴结疾病临床、超声表现及诊断要点的系统知识是超声诊断的前提。随着对常见淋巴结疾病及罕见病认识的不断积累和深入，遵循正确的思维方法，为临床提供可靠且有价值的超声影像学依据。

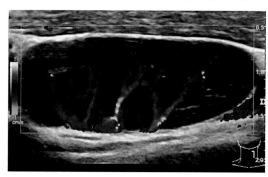

图 13-3-1　淋巴瘤弥漫大 B 型

呈淋巴门型血供，血管分支主干粗细不均，呈"鸡爪样"分布

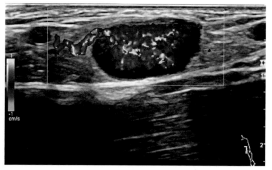

图 13-3-2　滑车淋巴结炎

呈淋巴门型血供，血管分支细小，呈"羽毛样"分布

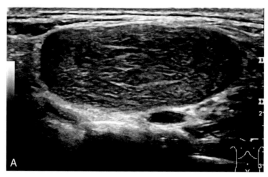

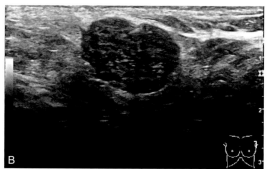

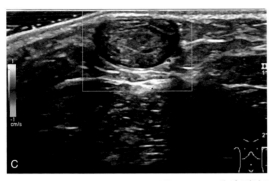 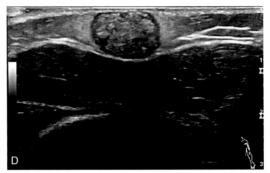

图 13-3-3　乳腺引流区淋巴结疾病鉴别诊断

A.患者男性，25 岁，锁骨上神经鞘瘤，瘤体呈椭圆形低回声，包膜清晰；B.患者女性，34 岁，腋窝副乳腺纤维腺瘤，瘤体呈不均匀性低回声；C.患儿女，14 岁，腋窝表皮样囊肿，紧邻皮下囊性团块，彩色血流检查囊内未见血供；D.患儿女，9 岁，上臂毛母质瘤，内见大小不等钙化强回声，触诊质地硬

（轩维锋　徐晓红　王广珊　王凤云　左克扬）

参考文献

[1] 龚西騟，丁华野.乳腺病理学 [M].北京：人民卫生出版社，2009：7-9.

[2] 轩维锋.浅表组织超声与病理诊断 [M].北京：人民卫生出版社，2015：142，180-183.

[3] 韩峰，邹如海，唐军，等.乳腺区域淋巴结的超声定位显像及临床应用 [J/OL].中华医学超声杂志（电子版），2010，7（11）：1801-1807.

[4] 李玉林.病理学 [M].7 版.北京：人民卫生出版社，2010：198.

[5] 宋兰英，赵彤.Kikuchi 病研究的若干进展 [J].诊断病理学杂志，2001，8（4）：232-233.

[6] 叶任高.内科学 [M] 北京：人民卫生出版社，2004：619-624.

[7] 林晓，应莉，谢作流，等.木村病的超声诊断价值 [J].中国超声医学杂志，2016，32（6）：569-572.

[8] 赖瑞青，徐晓红，黄洁玲，等.33 例猫抓病性淋巴结炎超声图像分析 [J].广东医科大学学报，2010，28（1）：45-47.

[9] GIOVAGNORIO F, GALLUZZO M, ANDREOII C, et al. Color Doppler sonography in the evaluation of superfical lymphomatous lymph nodes[J]. J U1trasound Med, 2002, 21（4）：403-408.

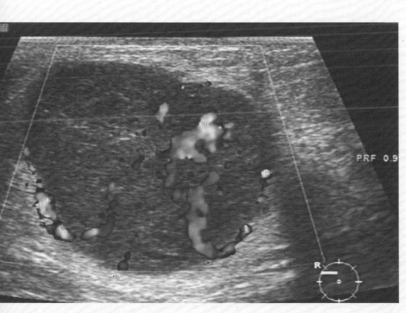

第十四章 乳房术后并发症

乳房皮肤及腺体层肿瘤样病变在手术切除后的少数情况下出现不同并发症。手术后切口皮肤纤维组织过度增生出现瘢痕疙瘩。麦默通术后止血不充分出现术区血肿，术后愈合出现腺体层瘢痕。乳腺癌根治术后短期内因引流管不畅等出现胸壁、腋窝皮下局限性积液；长期可能出现局部皮肤及胸肌层复发癌灶，尤其是在浸润性癌保乳术后更容易出现。

第一节　胸壁积液和瘢痕疙瘩

※ 临床概述

乳腺切口瘢痕疙瘩（keliod）一般发生在手术数月后，隆起皮面，沿切口瘢痕分布，直径数毫米到数十厘米不等，明显超出损伤范围，表面光滑，边缘常呈"蟹足样"，皮损初发为红色，以后逐渐变为红棕色、白色，软硬不等（图14-1-1A）。皮损中一般无毛囊及其他有功能的附属腺体。

瘢痕疙瘩的组织病理变化主要见于真皮层内。早期真皮内发生炎症反应、白细胞浸润、纤维组织过度增生、胶原纤维过度合成，此间有血管增生。后期胶原纤维增多增粗，排列紊乱，逐渐发生透明性变，呈同心圆状，血管减少，炎性细胞减少或消失（图14-1-1B）。

皮下积液是乳腺癌术后最常见的早期并发症，其发生率为6%～42%，好发部位为腋下、锁骨下、肋弓上和胸骨旁。目前，乳腺癌手术操作难以从根本上消除由手术创面渗出导致的皮下积液。引起皮下积液的原因是多方面的，主要与术后积液产生过多和引流不畅有关。积液产生过多因素包括术前基础疾病未能有效控制、术前切口皮瓣设计不合理影响切口张力、手术创面大、止血不彻底、术中淋巴管损伤结扎不彻底、术中电刀使用过多、引流管放置不当或堵塞、术后包扎不当压力不均，以及肩关节过早活动或外展造成皮瓣移位等。

皮下积液主要表现为局部皮瓣隆起，触诊皮面出现凹陷或移动，穿刺能抽出不凝固液体。虽然不影响患者生命，一旦发生会延长住院时间，增加患者痛苦与经济负担，影响乳腺癌术后综合治疗的早期进行，最终导致生存质量降低。

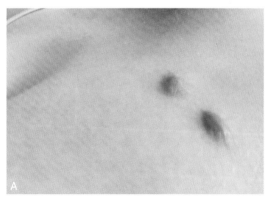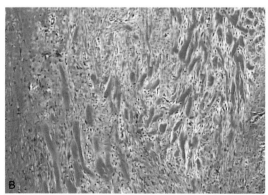

图14-1-1　皮肤表面隆起皮肤红棕色结节，质地较硬，边缘超过损伤范围，镜下可见成纤维细胞过度增生，排列紊乱

A.乳腺麦默通术后进针瘢痕疙瘩；B.瘢痕疙瘩光镜下所见

※ 超声表现

◆ 瘢痕疙瘩病变处皮肤显著增厚，厚薄不均，最厚可达10mm左右，内部回声欠均匀，其深部与皮下

组织分界清晰；CDFI 检查增厚的皮肤层内部可见散在条状、点状血流信号（图 14-1-2）。

◆ 皮下积液超声表现为局部皮下与胸壁间分离无回声区，边界清晰，范围较广时呈带状无回声（图 14-1-3A）；范围较小时或位于腋窝多呈不规则无回声（图 14-1-3B）。探头加压时可见流动感。若皮下积液合并渗出时，无回声区可表现为条纹样、网格样、混浊回声或团块状高回声沉积（图 14-1-4A）。

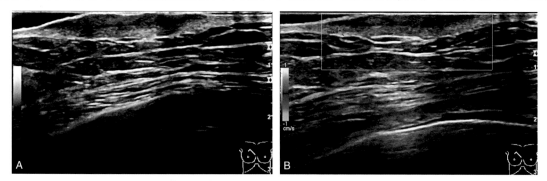

图 14-1-2 胸壁瘢痕疙瘩，患者女性，49 岁，乳腺纤维腺瘤术后

A.胸壁皮肤层显著增厚，呈梭形极低回声，局限在皮肤层；B.CDFI 检查在瘢痕疙瘩组织内部见稀疏散在分布条状血流信号

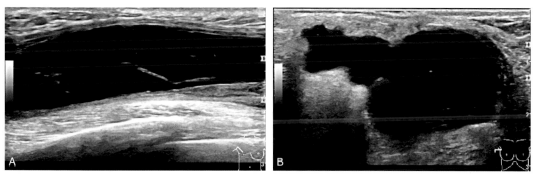

图 14-1-3 皮肤与胸壁肌层之间见带状无回声区，皮肤与肌层分离，腋窝皮下见不规则形无回声区，边界清晰

A.患者女性，47 岁，乳腺癌术后胸壁积液；B.患者女性，46 岁，腋窝皮下积液

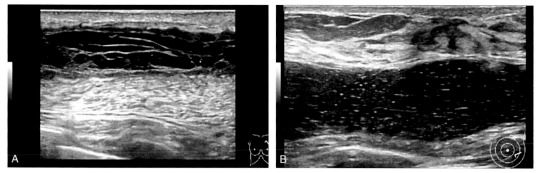

图 14-1-4 皮肤与胸壁肌层之间见带状无回声区，内见散在条状高回声，乳房后间隙见带状无回声区，内见密集短线样高回声

A.患者女性，49 岁，乳腺癌术后胸壁积液；B.患者女性，44 岁，射式隆胸术后

※ 鉴别诊断

◆ 增生性瘢痕：在临床上表现为不超过伤口范围且高出皮肤表面的瘢痕组织，多出现在手术切口瘢痕处。超声表现为皮肤层梭形均匀性低回声，外形规则，轮廓光滑，瘢痕内无血流信号。而瘢痕疙瘩多发生在外伤后，病变皮肤厚薄不均匀，内部回声高度不均，其内可见散在点状、条状血流信号。

◆ 注射式隆胸术后，有注射聚丙烯酰胺水凝胶假体隆胸病史，假体位于乳房后间隙，呈条带样无回声，探头加压厚度可发生变化，若假体合并慢性感染和变性，会出现回声，表现为密集短线样高回声（图14-1-4B），结节样高回声，假体可以发生移位。询问到明确的注射隆胸病史结合特征性声像即可鉴别。

第二节　乳房术后血肿

※ 临床概述

乳房术后血肿最常见于麦默通术后，其次为隆胸术后。真空辅助旋切活检系统于1994年问世，目前多用于乳腺良性、恶性肿块的微创切除，特别是临床触诊为阴性的乳腺小肿块切除。麦默通术中出血原因是穿刺或切割时损伤血管。术后血肿多发生在术后弹性绷带压迫不牢或移位；患者较肥胖，术后活动度过大等也可造成弹性绷带滑落，对手术区域没有起到压迫作用。术后出血血液凝固前可用注射器抽出；术后血肿已经凝固或血肿较大者采用中医的活血化瘀治疗，一般三个月后复查，血肿一般可以完全消失。

麦默通术后并发症包括血肿形成、皮下瘀斑和乳头溢血。血肿临床主要表现乳腺局部突然肿胀，压痛明显，可伴发感觉障碍。

出血往往经历新鲜出血、凝血块形成和溶血三个阶段。

※ 超声表现

乳腺术后血肿声像图显示血肿多位于腺体层，新鲜出血表现为无回声，提高增益可见细密点状极低回声；新鲜的凝血块表现为强回声，随着溶血进展，凝血块回声逐渐减低，完全溶血后表现为无回声。但在血肿内，上述三个阶段往往是混合存在，造成超声下表现的多样性和多变性（图14-2-1～图14-2-3）。

血肿回声呈多样性表现：①混合性回声，高回声及混合低无回声存在；②洋葱皮回声，高回声与低回声规律排列；③网格样回声，呈网格样分布高回声分隔，其间夹杂无回声。彩色血流检查血肿灶内无血流信号显示。

※ 鉴别诊断

乳腺术后血肿一般具有明确手术史及典型临床表现，诊断准确而无须鉴别。

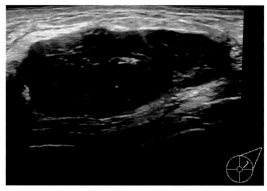

图 14-2-1　麦默通术后血肿，患者女性，29 岁

血肿位于腺体层，边界清晰，内部回声呈高低混合回声，CDFI 检查无血流信号

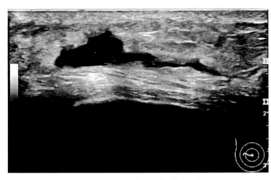
图 14-2-2　术后残腔血肿

患者女性，77 岁，呈不规则形无回声，边界清晰

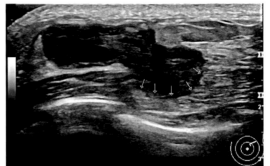
图 14-2-3　麦默通术后血肿

患者女性，45 岁，残腔血肿呈低无回声，肌层被旋切缺损（↑）

第三节　乳腺癌术后胸壁复发

※ 临床概述

乳腺癌根治术或改良根治术后局部复发是指手术侧局部胸壁肿瘤复发或腋窝淋巴结转移。2003 年美国肿瘤联合会（AJCC）关于乳腺癌新的分期标准将同侧锁骨上淋巴结转移纳入局部复发范畴，现国内也广为采用。乳腺癌术后局部复发率国内外报道不一，目前国内为 5%～27%，其中以胸壁复发最常见，占所有局部复发患者的 50%～94%，其次为锁骨上淋巴结。乳腺癌术后局部复发既可能是疾病进展的局部表现，也可能是发生远处转移新的播散源。

乳腺癌复发可发生在术后任何时间。李文博等报告 113 例乳腺癌确诊时间至胸壁复发时间 2～180 个月。乳腺癌术后复发与许多因素有关，较常见的危险因素：原发肿瘤大小及是否侵犯皮肤和胸壁，腋下淋巴结转移，尤其是转移淋巴结融合，激素受体阴性，术后未行辅助放疗等。

乳腺癌局部胸壁复发患者的临床表现，①胸壁皮肤改变：乳腺癌术后胸壁出现皮肤红肿、红色皮疹或破溃，伴或不伴胸壁触及肿块就诊，其中皮肤红肿伴皮疹区可触及肿块，未触及肿块，胸壁皮肤破溃区可触及肿块（图 14-3-1）；②胸壁皮肤无明显改变但可触及肿块，多为单发结节，少数为多发结节；③乳腺癌术后多数单次胸壁复发，少数病例术后不同间隔时间多次胸壁复发。

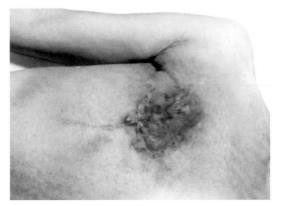
图 14-3-1　乳腺癌术后 2 年复发外观红肿，患者女性，40 岁

乳腺癌患者术后局部胸壁复发病灶显微镜下均显示病变组织内癌细胞浸润，病理类型与患者的原发癌一致，病理均诊断为乳腺癌复发。对于胸壁复发灶的治疗，手术治疗及放射治疗是乳腺癌术后胸壁复发的重要治疗手段。

※ 超声表现

根据胸壁复发病灶大小及累及范围分为两种类型：①声像图显示胸壁病灶无明显占位感呈结构紊乱、回声不均，诊断为乳腺癌胸壁复发弥漫浸润型病灶；②声像图显示胸壁病灶呈明显占位感诊断为乳腺癌胸壁复发肿块型病灶。

◆ 弥漫性浸润型：超声表现为红肿区皮肤层增厚，回声减低紊乱不均，边界不清晰，部分病例可见肌层亦受累（图14-3-2）。CDFI可见自深部向皮肤表面丰富条状穿支型血流信号，动脉性为主（图14-3-3）。

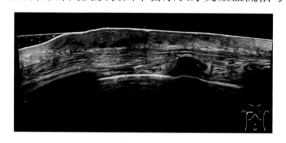

图 14-3-2　乳腺癌术后 2 年胸壁复发

患者女性，40 岁，胸壁皮肤层不均匀性增厚，边界不清晰

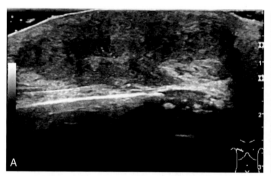
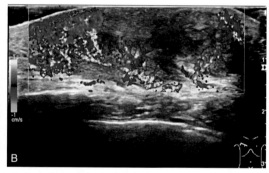

图 14-3-3　乳腺癌根治术后全层复发 1 年，患者女性，40 岁

A.皮肤与肌层见极低回声，边界不清晰，胸壁全层浸润；B.CDFI 示复发癌灶内部见丰富树枝样血流信号

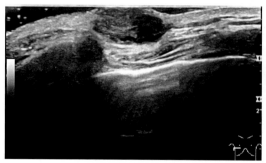

图 14-3-4　乳腺癌术后胸壁复发

患者女性，49 岁，癌灶形态规则侵蚀皮肤层，深部侵及肌层

图 14-3-5　乳腺癌术后胸壁复发

患者女性，67 岁，癌灶形态不规则侵及皮下及肌层，边界不清晰

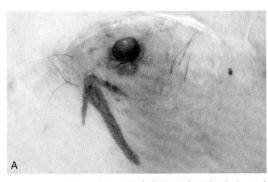
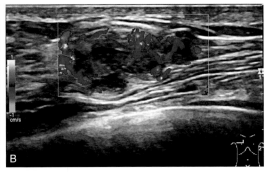

图 14-3-6　乳腺癌根治术后保乳头 13 年，乳晕下复发 3 个月，患者女性，57 岁

A. 皮下癌灶复发区域，触诊呈质硬结节（↑）；B. CDFI 示不均匀性极低回声内部见丰富杂乱血流信号

◆ 肿块型：胸壁复发癌灶多为单发性，少数为多发性；可累及皮肤、皮下组织及肌层，多数癌灶位于肌层；呈极低回声或不均匀性极低回声；癌灶形态可呈规则形，多为不规则形，边界多数不清晰；A/T＜1，内无钙化及周边低回声晕（图 14-3-4 ~ 图 14-3-6）。CDFI 检查体积较小癌灶内可无血流信号显示；体积较大癌灶内可见丰富杂乱分布血流信号。

※ 鉴别诊断

◆ 麦默通术后瘢痕：瘢痕组织多发生在既往手术区域，呈极低回声，边界不清晰，后方可伴衰减回声CDFI 检查多无血流信号检出，与乳腺癌声像表现类似。多为年轻女性既往麦默通病史，结合体表瘢痕和此区域既往出现过的良性肿瘤样病变，容易与乳腺癌相鉴别。

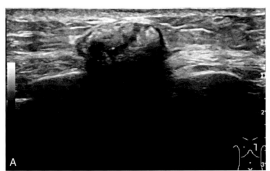
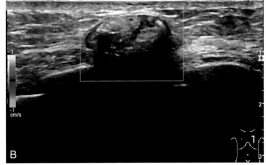

图 14-3-7　胸壁皮下机化坏死物，乳腺癌根治术后 6 个月，患者女性，77 岁

A. 皮下与肌层之间见高混合回声，边界清晰，后方回声衰减；B. CDFI 示高混合回声内部无血流信号检出

◆ 乳腺癌术后胸壁机化物：为术后胸壁皮肤与肌层之间积液浓缩吸收后形成，体表触诊质地较硬，与周边组织无粘连感，声像图表现为紧邻皮下不均匀性高混合回声，形态多呈规则圆形或椭圆形，边界清晰，后方多伴回声衰减，CDFI 检查其内部无血流信号（图 14-3-7）。乳腺癌术后胸壁复发癌灶多具有浸润性声像，外形不规则，侵及肌层，血供丰富杂乱等典型声像改变。病灶的边界、形态和血供有无是两者主要鉴别点。

（轩维铎　徐晓红　王凤云　项尖尖　王月爱）

参考文献

[1] 轩维锋. 浅表组织超声与病理诊断 [M]. 北京：人民军医出版社, 2015: 84.

[2] 裘法祖, 孟承伟, 叶舜宾, 等. 外科学 [M]. 北京：人民卫生出版社, 1996: 316.

[3] 高峰, 谷俊朝. 乳腺癌改良根治术后皮下积液的预防措施 [J]. 国际外科学杂志, 2007, 34（7）：443-445.

[4] 朱碧荣. 480 例乳腺癌术后皮下积液的临床防治研究 [J]. 中国医学创新, 2012, 9（7）：19-21.

[5] GOLDHIRSCH A, WOOD W C, GELBER R D, et al. Progress and promise: highlights of the international expert consensus on the primary therapy of early breast cancer 2007[J]. Ann Oncol, 2007, 18（7）：1133-1144.

[6] BREWSTER A M, HORTOBAGYI G N, BROGLIO K R, et al. Residual risk of breast cancer recurrence 5 years after adjuvant therapy[J]. J Natl Cancer Inst, 2008, 100（16）：1179-1183.

[7] 李文博, 孟涛, 成芳. 乳腺癌术后胸壁复发的临床分析：附 113 例报告 [J]. 中国普通外科杂志, 2014, 23（11）：1482-1486.

[8] BIDARD F C, KIROVA Y M, VINCENT-SALOMON A, et al. Disseminated tumor cells and the risk of locoregional recurrence in monmetastatic breast cancer[J]. Ann Oncol, 2009, 20（11）：1836-1841.

[9] 杨倩, 朱庆莉, 姜玉新, 等. 乳腺癌改良根治术后局部胸壁复发的临床特征与超声表现 [J/OL]. 中华医学超声杂志（电子版）, 2013（8）：656-661.

[10] 陈佳艺, 马学军, 周卫兵, 等. 乳腺癌根治术后局部区域性复发的放射治疗和预后影响因素 [J]. 癌症, 2009, 28（10）：1077-1082.

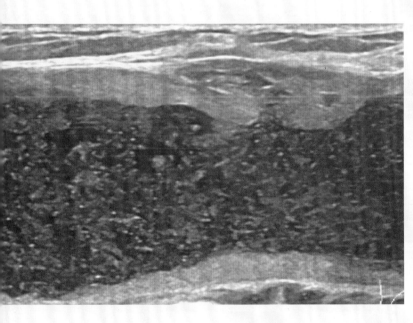

第十五章　隆胸术

乳房是女性重要的第二性征，其美观程度决定着女性身材曲线的形态。由于遗传因素、哺乳、外伤、手术及衰老等因素影响，部分女性存在乳房体积过小，乳房下垂等问题，影响女性形象，同时也会对其心理产生不良影响。随着人们生活水平不断提高，越来越多的女性通过隆胸术的方式改变乳房形态，提升自信心。

第一节　隆胸术概述

隆胸术方法很多，常见的有三种方法：注射隆胸术、假体隆胸术、自体脂肪移植隆胸术。其发展史及优缺点如下。

※ 注射式隆胸术

1899 年，维也纳医生 Robert Gersuny 报道，直接将液状石蜡注射入乳房内的方法来进行隆乳，开创了应用异体材料进行隆胸的先河。20 世纪末，由于一种新型材料聚丙烯酰胺凝胶的问世，注射式隆乳之风再次盛行。聚丙烯酰胺凝胶具有弹性、耐热性、亲水性、抗酸碱性和非刺激性等多种特性，1987 年苏联的医生首先将其用于注射隆乳，1997 年由乌克兰引入我国，1999 年使其国产化商品名为"奥美定"。由于注射聚丙烯酰胺凝胶具有操作简单、创伤较小、无手术后瘢痕、手术可在门诊局部麻醉完成等优点，因此，该方法出现后曾风行一时。但随着时间的推移，临床上出现了一些并发症，主要有硬结、感染、乳房硬化、局部疼痛不适、注射物移位致双侧乳房不对称等，且注射容易取出困难，一旦出现并发症很难处理。有研究证明，其在人体内可分解成有毒的丙烯酰胺单体，毒害神经系统，损伤肾脏，因此，世界卫生组织已将这种物质列为可疑致癌物之一。2006 年 4 月 30 日，"奥美定"被中国国家食品和药物管理局全面叫停。

※ 假体隆胸术

自 1962 年 Cronin 和 Gerow 发明硅胶乳房假体以来（图 15-1-1），乳房假体经历了多次改进，假体的稳定性和耐久性更佳。中华医学会整形外科学分会于 2013 年 1 月颁布的《硅胶乳房假体隆乳术临床技术指南》指出硅胶乳房假体隆乳术是目前最主要和最普遍的隆乳手术方式。优点：①目前尚无充足的资料证明假体具备致癌或致病的可能；②手术效果可靠稳定（图 15-1-2）；③置入假体可完整取出，所以一般不会导致不可逆并发症。缺点：①手术创伤较注射的方法大；②假体不可以终生放置，尽管目前的假体质量可靠，但 10 ～ 20 年后仍可能要二次手术更换假体。

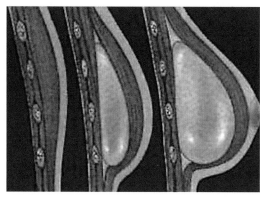

图 15-1-1　不同体积硅胶假体置入胸大肌深部示意图

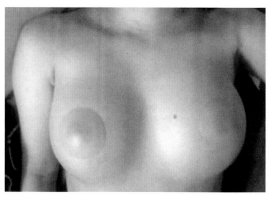

图 15-1-2　患者女性，26 岁，囊袋式假体置入术后双乳外观

※ 自体脂肪移植隆胸术

◆ 1987 年，Bircoll 首先报道通过脂肪注入的方式进行隆胸。优点：①因利用的是自身的脂肪组织，术后不会发生排异反应；②不需要在乳房表面或周围作切口，方法简单，可以单独进行，也可以和吸脂减肥同时进行，将堆积在身体的多余脂肪移到双侧乳房上。缺点：①自体脂肪注射隆乳的注射层次和注射量不当亦可出现不同程度的并发症；②自体脂肪注射后机体会吸收一部分，注射量难以把握，有时需要重复注射。因而其应用也有一定的局限性。

◆ 隆胸术适应证：①乳房发育不良要求隆胸；②乳癌术后无复发可能立即或随后乳房再造；③后天因素致乳房塌陷、下垂、体积缩小；④先天性乳房缺陷胸部缺陷（如 Poland 综合征）；⑤双侧乳房大小不对称；⑥更换修复手术，如注射隆胸材料取出术后。

第二节　注射隆胸术

※ 临床概述

注射式隆胸术应用的隆乳剂聚丙烯酰胺凝胶为高分子聚合物。尽管短期内丰胸效果显著，但是一种没有退路的手术，一旦出现问题，注射到乳房的聚丙烯酰胺凝胶很难去除干净。

注射式隆乳术理论上要求将聚丙烯酰胺凝胶注射于乳房后间隙，但由于乳房后间隙为潜在性间隙，在盲视下，甚至在超声引导下也难以准确定位；隆乳剂注射过浅会形成皮下硬结，注射过深则会注入胸大肌内，这种情况下会引起胸大肌炎性反应，表现为胸肌内硬结和压痛，甚至影响上肢的功能。即使能将聚丙烯酰胺凝胶准确注入乳房后间隙，并经过一段时间后形成纤维组织包膜，但其包膜厚度和张力也往往难以承受较强的压力。受局部组织弹性、密度、压力和重力等因素的作用，聚丙烯酰胺凝胶会在组织间隙内发生扩散和游走，导致形态不稳定，并发生不同程度的移位。注射隆胸哺乳为禁忌，会出现化脓性炎症等严重并发症。

注射隆乳术后主要并发症有疼痛、硬结、形态异常、注射物移位、低热、上肢活动受限、溢乳溢血、破溃、乳头凹陷、感染等。随着时间的推移，注射式聚丙烯酰胺凝胶隆乳术出现并发症的概率会逐渐增加。

聚丙烯酰胺凝胶取出手术方式包括手术切口引流、腔镜手术及麦默通微创手术等方法。目前还没有一种能彻底取出全部聚丙烯酰胺凝胶的方法。

※ 超声表现

注射式隆胸声像图改变与聚丙烯酰胺凝胶分布特点及假体是否变性和感染相关。隆乳剂声像图表现主要有五种类型。

◆ Ⅰ型：聚丙烯酰胺凝胶完全位于乳房后间隙。在乳房腺体层后缘与胸大肌筋膜之间可见无回声区，呈无壁状，呈均一回声，边缘常与周围组织分界不清，假体回声因隆乳剂不同而有所不同（图 15-2-1）。合并纤维包裹时可见周边不均匀性增厚高回声（图 15-2-2）；合并变性时表现为密集点状、团块样低回声、高回声结节样声像改变（图 15-2-3）。

◆ Ⅱ型：大部分聚丙烯酰胺凝胶位于乳房后间隙，小部分深入乳腺组织形成多个大小不一的结节。在乳房后间隙见大片状假体低无回声，同时在腺体内见单发或多个低无回声结节，呈囊状，可见隧道样低回声与大片状隆乳剂区域相通，探头加压可见流动感（图 15-2-4A）。或表现为孤立性囊性无回声，须与乳腺囊肿鉴别。

◆ Ⅲ型：聚丙烯酰胺凝胶呈"蜂窝状"分布于乳房后间隙，小部分渗入乳腺组织，形成大小不一的结节，部分向腋窝、乳房轮廓外甚至胸腔延伸。声像图表现乳腺解剖层次紊乱，在腺体层、胸肌层密集大小不等的"蜂窝状"无回声，类似葡萄胎"落雪征"声像（图 15-2-4B）；向乳房外移位时可见隆乳剂边缘向外或深部扩展，远离乳房后间隙边缘。

◆ Ⅳ型：聚丙烯酰胺凝胶随之注射时间延长、哺乳期合并感染，可合并慢性感染变性及急性化脓改变。哺乳期合并感染时表现为短期内隆乳剂体积显著增大，呈云雾状极低回声，黏稠感（图 15-2-5）；出现破溃时，可见与脓肿相连延伸至皮下隧道样回声。

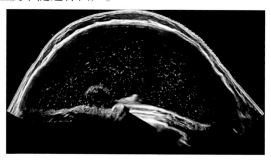

图 15-2-1　注射隆胸术宽景成像所见

患者女性，34 岁，隆乳剂聚丙烯酰胺凝胶，位于乳房后间隙，无壁状

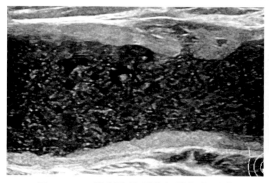

图 15-2-2　注射隆胸假体纤维包裹形成

患者女性，44 岁，乳房后间隙隆乳剂呈弥漫性点状低回声，周边组织增厚

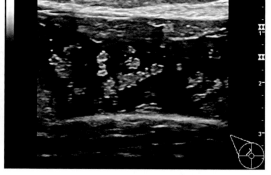

图 15-2-3　注射隆胸假体合并变性

患者女性，36 岁，隆乳剂合并慢性感染变性，呈颗粒样高回声漂浮

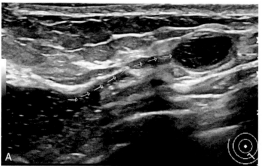

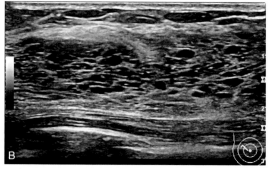

图 15-2-4　注射隆胸术假体位置异常，患者女性，44 岁

A.隆乳剂位于腺体层，呈囊性无回声，与深部假体相通；B.隆乳剂注射入胸大肌内部，呈密集"蜂窝状"无回声，弥漫性分布

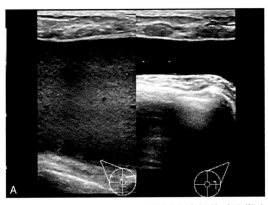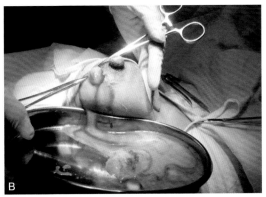

图 15-2-5 注射隆胸假体哺乳期合并感染脓肿形成，患者女性，32 岁

A.右侧隆乳剂合并感染脓肿形成，呈黏稠样低回声，与健侧对比；B.手术时自破溃点，隆乳剂与脓液一起流出

※ 诊断思维要点

◆ 询问并确认注射隆胸术病史是关键环节；

◆ 超声检查价值在于判断隆乳剂是否移位、变性尤其是合并化脓性炎症；

◆ 超声直视下隆乳剂取出及评估手术是否完全取出。

※ 鉴别诊断

隆乳剂向腺体层移位形成孤立性囊肿，此时需要与乳腺增生症形成囊肿相鉴别。隆乳剂形成假性囊肿缺乏清晰囊壁，且内部回声多为极低回声，多角度扫查若见与乳房后间隙隆乳剂相连则能直接确诊。对于腺体层孤立存在，内部呈无回声囊肿，超声难以鉴别是否为隆乳剂假性囊肿还是乳腺增生症合并囊肿，需要结合穿刺或手术结果。

第三节 假体隆胸术

※ 临床概述

假体隆胸术是通过手术的方式，将假体放置在胸大肌和胸壁之间的间隙或者腺体后方的乳房后间隙。2001 年国外学者 Tebbetts 首先提出了双平面隆乳术的理念，即将假体部分置于乳腺后，部分置于胸大肌下。与传统的单平面隆乳术相比，双平面法保证了女性乳房的柔软度和真实度，降低了假体移位、包膜挛缩、感染等并发症。

假体种类很多，并根据外膜表面的处理，分为光面、毛面及聚氨酯涂层（图 15-3-1）。而假体的内容物也出现过硅凝胶、水凝胶、豆油、盐水等。在这些填充物中以硅凝胶的稳定性和耐久性更佳，目前，应用也更为广泛。为了改善乳房假体的柔软度，硅凝胶也从早期的黏性硅凝胶发展至目前的交联性硅凝胶。

目前，硅胶乳房假体置入的切口入路通常有三种：腋窝切口、乳晕切口、乳房下皱襞切口，并有不同的优缺点。腋窝切口入路是国内临床最多选择的切口。

假体隆胸术并发症包括包膜挛缩、包膜破裂或渗漏、假体移位或异位、假体外露、感染及乳腺癌等。

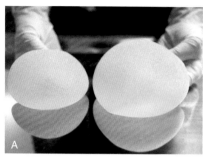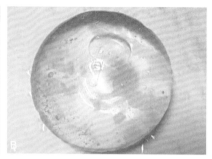

图 15-3-1　硅胶假体

A.假体容量不同，毛面外观，内容物硅凝胶；B.手术后取出囊袋式假体，光面外观，内容物为盐水

※ 超声表现

◆ 正常状态下，在腺体后方或胸大肌后方见囊袋假体无回声区，厚壁或双层高回声壁样回声，无回声区后方回声增强，CDFI 检查无回声区及周边未见血流信号（图 15-3-2）。

◆ 囊袋式假体体积过大，囊袋周边不能平展而呈"波浪形"或"S 形"改变，假体囊壁与腺体或胸大肌之间可见少量积液（图 15-3-3，图 15-3-4）。

◆ 囊袋式假体囊壁小范围破裂时，会出现囊壁连续性中断，囊壁外局部溢出低无回声（图 15-3-5）；如果囊袋大范围破裂则出现多条反折的厚壁或双层囊壁回声伴不同程度积液。

◆ 合并乳腺癌的癌灶位于腺体层，声像图表现呈极低回声，边界不清晰，彩色血流检查内见丰富混杂血供，血管走行扭曲，管径粗细不均，RI > 0.7（图 15-3-6）。

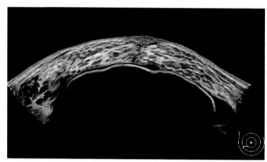

图 15-3-2　硅胶假体隆胸术宽景成像所见

患者女性，34 岁，囊袋式假体位于乳房后间隙，假体包膜与腺体之间见无回声

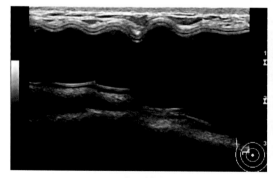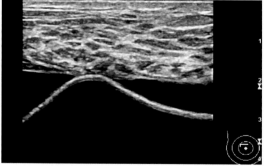

图 15-3-3　囊壁皱缩声像所见　　　　　　图 15-3-4　哺乳期合并感染积液

患者女性，41 岁，皱缩囊壁呈"波浪形"或"S 形"　患者女性，34 岁，乳房红肿，厚壁假体囊壁与腺
改变，囊壁呈"三线征"　　　　　　　　　　　体间积液，呈无回声区

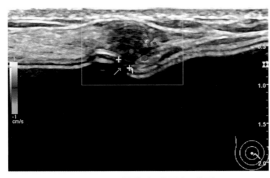

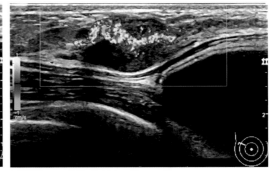

图 15-3-5　假体囊壁局部破裂　　　　　　　图 15-3-6　合并非特殊型浸润性癌

患者女性，39 岁，囊壁连续性中断，假体溢出，　　患者女性，43 岁，癌灶呈极低回声，边界不清晰，
破口（↑）　　　　　　　　　　　　　　　　　血供丰富扭曲

假体隆胸术具有明确假体放置史，诊断即能确立。高频超声观察重点在于囊壁完整性、是否移位，此外注意排除腺体层是否合并肿瘤样病变。

第四节　自体脂肪移植隆胸术

※ 临床概述

将身体任何部位的脂肪注射到胸部，让其重新生长，与自身胸部融为一体，使乳房丰满、有形。大腿与下腹壁的脂蛋白活性最高，且脂肪细胞中有抑制脂肪分解的 α_2 受体，移植后最易成活。

自体脂肪移植隆胸术手术方法：将抽出的脂肪细胞经过离心提纯，筛选出具有活性的脂肪细胞从腋下或乳房下皱襞注射到乳房后间隙或皮下，注射量 50 ~ 150ml（图 15-4-1，图 15-4-2）。

自体脂肪隆胸术具有操作简便、创伤小、供区皮肤表面几乎不留瘢痕的优点，而且自体脂肪细胞组织相容性好，没有免疫排斥反应及毒性物质吸收等问题，故临床使用较为广泛。但自体脂肪游离移植术后成活率不高，容易出现脂肪堆积，因供血不足导致脂肪坏死、溶解、吸收，极易引发感染，出现疼痛和产生囊肿、纤维化或钙化、乳房变形、脂肪坏死等后遗症。以上这些并发症的出现不仅影响手术效果，还给患者造成严重的身心负担。

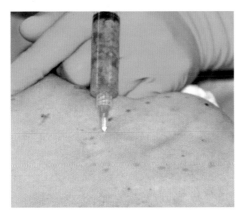

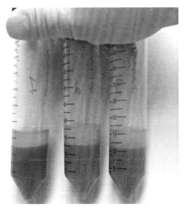

图 15-4-1　自体脂肪细胞抽吸　　　图 15-4-2　离心纯化后上层黄色
　　　　　　　　　　　　　　　　　　　　　　脂肪细胞

※ 超声表现

正常状态下，注入的成活自体脂肪与周围脂肪组织呈等回声；但产生囊肿、纤维化或钙化、脂肪坏死等后遗症时，表现为局部脂肪层内的无回声区、高回声或强回声等声像（图 15-4-3，图 15-4-4）。

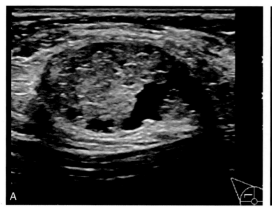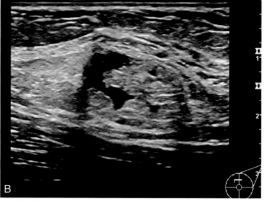

图 15-4-3　自体脂肪移植隆胸术后，位于乳房后间隙，患者女性，37 岁

A.脂肪假体呈等回声，边界清晰，内部合并囊性变；B.脂肪假体呈等回声，边界清晰，内部合并囊性变

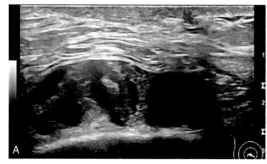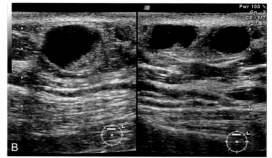

图 15-4-4　自体脂肪隆胸术后变性坏死

A.患者女性，40 岁，脂肪颗粒位于胸肌间隙，出现坏死液化无回声；B.患者女性，34 岁，脂肪假体位于皮下脂肪层，呈坏死囊性变

高频超声不仅能够观察脂肪假体注射位置，还能够对假体的存活状态进行观察，是自体脂肪假体移植隆胸术后随访的首选方法，简便易行，可反复应用。

（徐晓红　轩维锋　王庆涛　王凤云　项尖尖）

参考文献

[1] 李天石，何君君，粘铭轩.自体脂肪隆胸术的临床应用 [J]. 中国实用医药，2015，10（18）：28-29.

[2] 孙秀锋，王洪燕，郑妍丽，等.聚丙烯酰胺水凝胶注射隆乳术后并发症的诊治分析 [J]. 大连医科大学学报，2011，33（5）：473-475.

[3] BERRY M G, DAVIES D M. Breast augmentation: Part I-A review of the silicone prosthesis[J]. J Plast Reconstr Aesthet Surg, 2010, 63（11）: 1761-1768.

[4] 中华医学会整形外科学分会乳房专业组.硅胶乳房假体隆乳术临床技术指南 [J]. 中华整形外科杂志，2013，29（1）：1-4.

[5] 岳颖，栾杰，乔群，等. 聚丙烯胺水凝胶注射隆乳并发症 90 例 [J]. 中华整形外科杂志，2007, 23（3）：221-223.

[6] TEBBETTS J B. Dual plane breast augmentation: optimizing impLant-soft-tissue relationships in a wide range of breast types[J]. Plast Reconstr Surg, 2006, 118（7）：81-98.

[7] LUAN J, MU D, MU L. Transaxillary dual-plane augmentation mare-maplasty: experience with 98 breasts[J]. J Plast Reconstr AesthetSurg, 2009, 62（11）：1459-1463.

[8] VAN ZELE D, HEYMANS O. Breast implants: a review[J]. Acta ChirBelg, 2011, 104（1）：158-165.

[9] 张建兴. 乳腺超声诊断学 [M]. 北京：人民卫生出版社，2012: 114-115.

[10] PU L L. Towords more rationalized approach to autologous fat grafting[J]. J Plast Reconstr Aesthet surg, 2012, 65（4）：413-419.

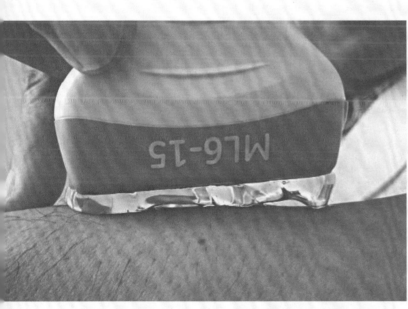

第十六章　乳腺超声技术学与美学

检查过程中获取清晰、典型、具有特征性图像是病理级别诊断的第一步。综合对图像美学功底的理解及赋予功力的手法技巧是美学图像获取的基石。配合"定位→定性→鉴别诊断"的思维方法和不断积累提升的知识视野，同时应用仪器提供技术学解决方案，在提升超声诊断准确率和符合率基础上，完美解析疾病的声像图改变。技术学和美学让机械化和重复进行的日常图像扫查，充满乐趣和体现工作的价值感。

第一节　乳腺超声美学

乳腺超声美学包括图像定义、图像要素、图像美化、美图灵感、美图存储和提升审美六个方面。制作和收集美学超声图像需要一个不断追求、持续提升和尽善尽美的过程。要具备一定摄影基础知识和审美边界的提升。

※ 图像定义

每幅图像是探头取得组织实时声学信息在屏幕上的描绘。用声学术语描述，如强回声、高回声、等回声、低回声、极低回声或无回声（图 16-1-1）。既往用强光团、光斑、光点、光带或暗区等术语描述，与放射学术语相混淆，属于不规范描述。

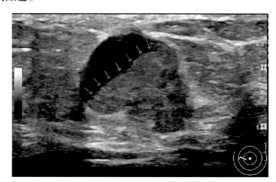

图 16-1-1　导管内乳头状瘤，患者女性，49 岁

周边高度扩张高回声乳管壁，内见实性低回声，边缘见"月牙形"无回声，乳头与积液平面（↑）

※ 图像要素

图像美学要素包括基本要素、病灶、毗邻、血流信息、焦点位置及体表标记等。①基本要素：每张乳腺超声美图等同一幅单反相机拍摄美图，需要对显示重点与周边毗邻组织进行构图，重点突出，占比合理，清晰完整，必要标识，体表标记必不可少（图 16-1-2A）；②病灶：尽可能显示在图像中央区域，探头压力适中，保持病灶的自然形态；通过调整图像深度来让病灶在图像中占据较大比例，进而观察内部及边缘细节改变（图 16-1-2B）；③毗邻：明确显示病灶的解剖层次和毗邻信息是定位诊断诊断的基础；位于腺体前区、腺体区和腺体后区的病灶的病理性质会不同，位于腺体层沿乳管走行分布病变多来自乳管，沿乳腺上皮干细胞 TDLU 分布的形态饱满的结节病变多为增生结节或肿瘤病变（图 16-1-2C，图 16-1-2D）；④血流信息：高端彩超仪器可以设定更精准血流量程（scale），彩色血流框以全部包络病变，并部分包络周边组织为最佳，根据异常血管分布范围适度调整彩框大小（图 16-1-2E）；能够获取特征性血管模式，对诊断能够一锤定音（图 16-1-2F）；⑤焦点位置：焦点数目不同所获取的图像会有差别，但焦点要水平对准病变区域；若感兴趣区域过于表浅或图像过暗，可将焦点位置稍低于病灶水平；⑥体表标记（body marker）：

对于病变所处解剖位置准确标识，同时指针能显示获取图像时探头所处方位，交流学习时能让读者轻松识别解剖和探头位置信息。

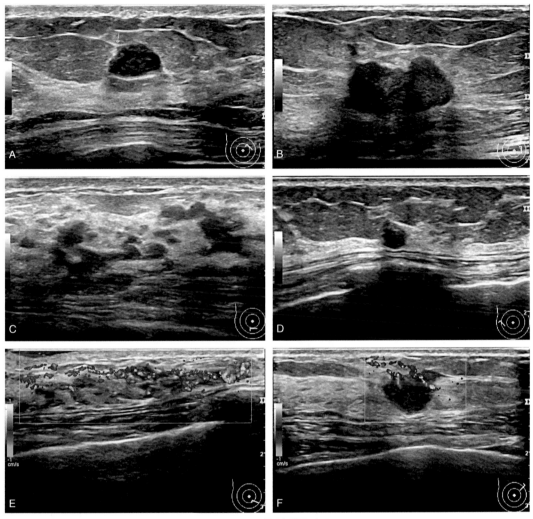

图 16-1-2　图像美学要素展示

A. 患者女性，39 岁，肉芽肿性乳腺炎，病变位于图像中央区域，灰阶适中清晰，与 Cooper 韧带关系（↑），体表标记显示病变方位；B. 患者女性，69 岁，非特殊型浸润性癌，癌灶居中显示，整体占比合理，边缘细节清晰；C. 患者女性，52 岁，中级别乳腺 DCIS，乳管不同程度扭曲，扩张，内部充满癌细胞；D. 患者女性，56 岁，乳腺增生症，结节型，病变沿 TDLU 方向呈"花瓣样"；E. 患者女性，29 岁，乳腺 DCIS，血流量程足够低，显示边缘分布血管，扭曲伴局部泉涌样；F. 患者女性，42 岁，非特殊型浸润性癌，彩色血流框全部包络病变及部分周边组织，右上角图像小区域缺失

※ 图像美化

中高档彩超仪器对图像前处理及后处理有多种优化技术，熟练掌握对于优质图像获取有重要帮助。在对医学超声工程学了解的基础上，微调增益、深度补偿增益和应用局部放大对图像美化是基本功之一（图 16-1-3，图 16-1-4）。向购机后负责调试培训工程师学习是最直接、最快速提升驾驭彩超机器性能的方式。

※ 美图灵感

灵感来自于对病变声像特征的深刻认识。少见乳腺恶性肿瘤特征性异形血管模式更具特征性，能对病理学诊断提供直接声像依据。异形血管包括走行扭曲、管径粗细不均，中央型或边缘型分布等。导管内乳头状肿瘤二维声像多在高度扩张乳管腔内见附壁低回声乳头，若在宽基底低回声内部检出异形血管，则高度提示恶性（图 16-1-5）；DCIS 显微镜下多见高度扩张乳管之间脉管增多、管径粗细不均，若在密集扩张低回声乳管周边检出增多甚至丰富异形血管，病理表现在声像图上得到证实（图 16-1-6）。

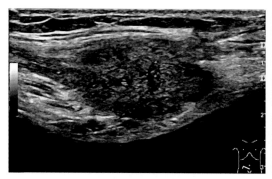

图 16-1-3　腹壁子宫内膜异位症

患者女性，31 岁，应用深部补偿增益切掉深部信号

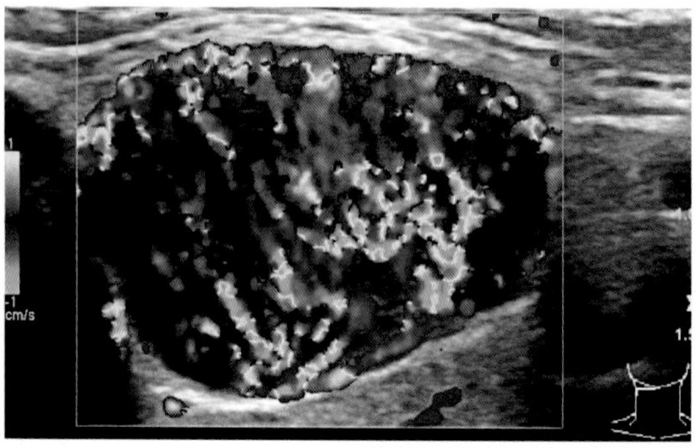

图 16-1-4　颌下淋巴瘤

患者男性，58 岁，局部放大展示特征声像

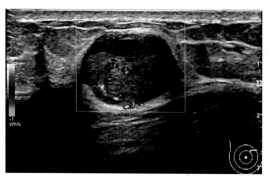
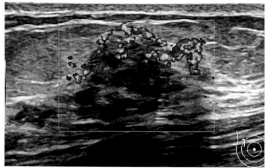

图 16-1-5　包裹性乳头状癌

患者女性，63 岁，异形血管提示恶性，二维超声符合导管内乳头状肿瘤，滋养血管走行扭曲，管径粗细不均

图 16-1-6　DCIS

患者女性，52 岁，边缘型特征血管模式，密集扩张乳管周边见扩张、扭曲走行动脉性血流信号

※ 图像存储

医学超声属于影像医学的分支学科，声像图改变是病变信息的主要载体。病例图片或视频是诊断、分析总结和科研的数据源。图像存储包括二维图像、CDFI、频谱多普勒超声及技术学应用图像等。超声图像要求具有特征性、多角度多切面、清晰完整、数据测量及标识图片单独存取、必要时存取视频动态。对于病例基本信息资料如性别、年龄、简要病史和术后追踪大体及显微镜下图片要一并采集保存。

※ 提升审美

提升个人审美水平有助于图像美学表现力的展示。具有美感的图像不仅给人带来愉悦，更能展示内在包含的信息，能够与读者感知隔空对话。超声美学需要熟悉摄影的基础知识，包括构图、突出重点、背景处理等。在生活中欣赏美、在工作中学会创造美。在工作中把对美的理解融入到超声图像，是不同影像融合更高境界体现（图 16-1-7，图 16-1-8）。

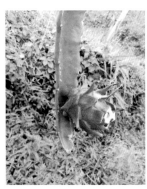
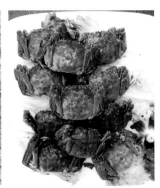
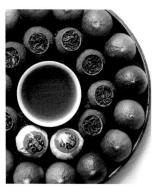

图 16-1-7 生活中无处不在的美丽元素（火龙果、大闸蟹、小青柑）

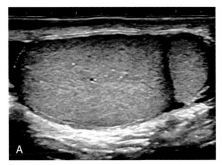
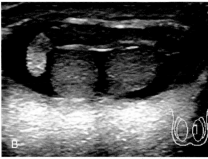
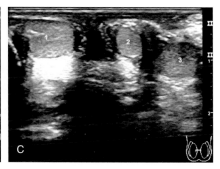

图 16-1-8 多睾症美图展示

A.患者男性，45 岁，单侧一大一小两个睾丸；B.患儿男，3 个月，单侧共用一个附睾；C.患儿男，2 岁，双侧三个睾丸一同显示

第二节　乳腺超声手法技巧

乳腺超声扫查顺序、探头压力控制及对仪器调节要点在第三章中已经进行详尽阐述。本节主要讲解乳腺皮肤层和皮下脂肪层等超浅表病变（深度＜10mm）手法显示要点。分为耦合剂涂抹要领、探头中点、小手指与探头空间关系把控三方面。

※ 耦合剂涂抹要领

反复挤压耦合剂瓶体内都会进入气泡。打开一支未曾开启的瓶装耦合剂，反转探头朝上，轻轻挤压膏体像挤牙膏样自左向右涂抹一条膏体在匹配层表面（图 16-2-1A）。

※ 探头中点

直径＜5mm 的小病变在探头覆盖时，很难在图像中识别病变的位置。用探头中点位置对准病变，此时就能直接在图像中央区域下方观察病变图像。

※ 小手指与探头空间关系把控

反向对准病变下降探头同时，右手小手指轻触皮肤有助于控制探头表面、耦合剂厚度及皮肤或皮下病变相邻关系和距离（图 16-2-1B）。不会因患者呼吸或轻微移动或专注观察图像时，导致探头脱离病变靶目标，更好地保持探头与病变相邻关系（图 16-2-1C ～ 图 16-2-1F）。

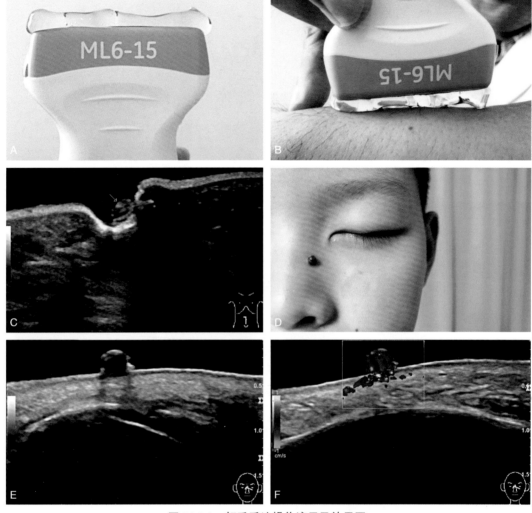

图 16-2-1　轩氏手法操作演示及效果图

A. 无气泡耦合剂，自左向右均匀涂抹一条膏体；B. 向下反转探头，中点对准病变，小手指轻触皮肤，合适时间点停止下降探头；C. 患儿女，3 个月 19 天，脐茸（↑），瘤体大小 3mm×2mm；D. 患儿男，9 岁，面部化脓性肉芽肿（瘤体大小 3mm×3mm）外观；E. 化脓性肉芽肿外凸型病变自然状态二维超声所见；F. 化脓性肉芽肿外凸型病变自然状态 CDFI 所见

※ 轩氏手法的优点

　　适合观察超浅表或外凸型肿块，保持其自然的二维图像和血流状态；探头中点的应用让检查医师准确识别不典型病变所在区域和范围；无气泡耦合剂让图像更加清晰，易于对病变的观察和识别；对于全身皮肤表面微小和超浅表病变超声检查都适用。

第三节　乳腺超声技术学

　　近年来，随着超声新技术的不断发展，超声弹性成像、超声造影、三维成像已经逐渐成熟，超声光散射成像、乳腺自动容积成像（automated breast volume scanner，ABVS）及萤火虫成像技术等新技术也逐渐应用于临床，超声新技术将在乳腺疾病的诊断、指导及监测治疗中不可或缺。

※ 超声弹性成像

弹性成像概念最早由 Ophir 等提出，可客观评价病变区域及周围正常组织的弹性信息。由于恶性肿瘤组织硬度常比良性肿瘤硬，可从一个新的角度判断肿瘤性质。根据 2015 年世界医学与生物学超声联合会 WFUMB 关于超声弹性成像在临床应用的指导方针和建议，将弹性成像分为压迫式、瞬时式、声脉冲辐射力成像（acoustic radiation force impulse，ARFI）、剪切波速度弹性成像（shear wave elastography，SWE）。

乳腺结节弹性评分标准系统称为 5 分评分法，3 分以下考虑为良性病变；4 分以上多考虑为恶性病变。应变率比值测定是一种半定量测量方法，即感兴趣区域和参考组织中同样区域产生的应变率之比。Parajuly 等一项研究中乳腺良恶性病变的平均应变率分别为 1.87 和 7.9，当应变率比值以 3.54 为分界点时，敏感性为 94.6%，特异度为 94.3%，阳性预测值为 95.1%，阴性预测值为 93.7%，准确性为 94.4%，5 分评分法和应变率比值的曲线下面积分别为 0.90、0.96，可见应变率比值总体诊断性能较 5 分评分法好（图 16-3-1）。

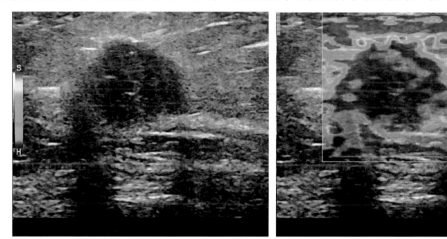

图 16-3-1　乳腺非特殊型浸润性癌，患者女性，63 岁

右侧乳房外上象限极低回声癌灶，弹性成像评分 4 分，显示高硬度，清晰包络癌灶

※ 超声造影

通过外周静脉注入对比剂，使其后散射回声增强，提高诊断分辨力和敏感性。超声造影通过在血液中注入造影剂，造影剂微气泡的气 - 液界面可增强血流多普勒信号，从而增加超声图像中组织血流的对比度，故而检测低速血流，有助于充分显示肿瘤血管。超声造影微血管成像能够实时反映造影剂在肿瘤病灶内的动态分布过程，并清晰显示病灶周围血管的走行及分布情况，直接反映肿瘤血管的形态学特征及生物学行为。

※ 三维超声

通过内部回声、微钙化、边界、周围组织改变、血流情况等评估乳腺结节性质，可弥补常规超声在观察乳腺结节冠状面上信息的不足，有助于进一步提高超声鉴别乳腺结节性质的能力（图 16-3-2）。Yen 等研究发现，三维彩色血管能量多普勒超声能提供完整的肿块血供情况，如血供多少、血管走行，以及中央血管、穿支血管等，从而判别乳腺结节性质。

※ 自动乳腺全容积成像技术（ABVS）

ABVS 是用探头以乳头或某个象限为起点对整个乳腺连续扫查，采集数据后形成一系列超声灰阶成像，最后实现乳腺三维重建（图 16-3-3）。Zhang 等研究表明，ABVS 有助于发现小病灶、乳腺边缘的病灶、乳腺导管内病变及良恶性病灶的鉴别（图 16-3-4）。Meng 等对 ABVS 诊断乳腺良恶性结节行 Meta 分析，发现 ABVS 的诊断敏感性为 92%，特异度为 84.9%。ABVS 能克服手持式超声对操作者的依赖，有效评价全面病变的形态学特征，有助于乳腺病灶的鉴别诊断。

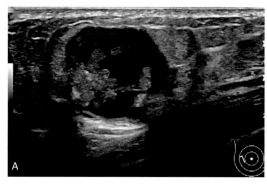 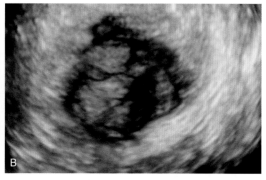

图 16-3-2 包裹性乳头状癌，患者女性，63 岁

A.高度扩张高回声乳管壁，内见多个附壁生长低回声乳头；B.三维成像显示囊腔内多个基底宽大乳头突入腔内

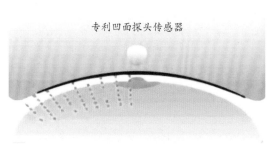 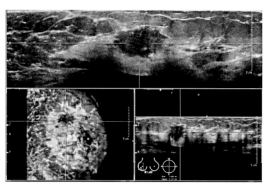

图 16-3-3 ABVS 探头与乳房示意图　　　图 16-3-4 乳腺非特殊型浸润性癌 ABVS 三维成像

※ 超声萤火虫成像

是一种组织微钙化的图像处理技术，首先将采集的数据处理，使得微钙化病灶以外正常组织完全黑化，得到微钙化凸显"滤波后图像"，然后将其与原始图像结合，使得微钙化凸显在蓝黑色背景下，从而提高超声对微小钙化的检出率。赵敏等研究发现，超声萤火虫技术检测出微钙化的敏感性为 98.8%、特异度为 97.8%、准确率为 98.3%，均高于常规超声，两者联合诊断准确率明显提高；微钙化在 MG 呈簇状或局域性分布，但在超声萤火虫成像均呈簇状分布，仅有散在分布的微钙化在钼靶和超声萤火虫成像上表现一致；超声萤火虫成像对鉴别微钙化的形态特征也有不足，形态不同的微钙化，均表现为点状强回声。因此，超声萤火虫成像能敏感检出乳腺肿块微钙化，对提高早期乳腺癌的检出率具有重要意义。

※ 超声光散射乳腺成像系统

是把光散射成像 DOT 技术和超声波成像技术集成一体，通过光散射成像测量血红蛋白和脱氧血红蛋白绝对值并结合超声波成像定位获得空间信息，能对 1cm 以下良恶性肿瘤做出明确诊断。该技术非侵入性测定组织氧合血红蛋白浓度、氧饱和度等光学参数，可间接反映乳腺肿块功能特征，在乳腺肿瘤的诊断、治疗过程有重要作用。

综述上述，超声弹性成像反映组织硬度，对乳腺结节性质的鉴别具有较高特异度和敏感性；超声造影、超声光散射成像能够直接或间接反映肿瘤新生血管的情况；超声靶向微泡对比剂在诊断和治疗乳腺结节中具有潜在应用前景；三维超声能多切面、多角度观察乳腺结节，提供较丰富的三维形态学信息，已有研究将其与弹性成像、超声引导穿刺活检相结合，这将提高超声鉴别诊断乳腺结节性质的能力；ABVS 能克服手持式超声对操作者的依赖，同时具有无创、操作简便、无辐射等优点，在乳腺疾病筛查和诊断中有重要价值；超声萤火虫成像能检测乳腺微小钙化，提高早期乳腺癌的检出率。总之，每一项超声技术都有其自身局限性，二维超声图像和 CDFI 检查是核心基本功，各种技术相结合，能弥补各自不足，提高乳腺疾病的诊断正确率。

（轩维锋　徐晓红　王广珊　徐辉雄）

参考文献

[1] 张建兴. 乳腺超声诊断学 [M]. 北京：人民卫生出版社，2011: 104-105.

[2] 轩维锋. 浅表组织超声与病理诊断 [M]. 北京：人民军医出版社，2015: 104-105.

[3] SHIINA T, NIGHTINGALE K R, PALMERI M L, et al. WFUMB guidelines and recommendations for clinical use of ultrasound elastograhy: part 1: basic principles and terminology[J]. Ultrasound Med Biol, 2015, 41（5）: 1126-1147.

[4] CHEN L, HE J, LIU G, et al. Diagnostic performances of shear-wave elastography for identification of malignant breast lesions: a meta analysis[J]. Jpn J Radiol, 2014, 32（10）: 592-599.

[5] PARAJULY S S, LAN P Y, YUN M B, et al. Diagnostic potential of strain ratio measurement and a 5 point scoring method for detection of breast cancer: Chinese experience[J]. Asian Pac J Cancer Prev, 2012, 13（4）: 1447-1452.

[6] YEN P L, WU H K, TSENG H S, et al. Vascular morphologic information of three-dimensional power Doppler ultrasound is valuable in the classification of breast lesions[J]. Clin Imaging, 2012, 36（4）: 267-271.

[7] ZHANG Q, HU B, HU B, et al. Detection of breast lesions using an automated breast volume scanner system[J]. J Int Med Res, 2012, 40（1）: 300-306.

[8] MENG Z, CHEN C, ZHU Y, et al. Diagnostic performance of the automated breast volume scanner: a systematic review of interrater reliability/agreement and meta-analysis of diagnostic accuracy for differentiating benign and Malignant breast lesions[J]. Eur Radiol, 2015, 25（12）: 3638-3647.

[9] 赵敏，张步林，何冰玲，等. 超声"萤火虫"成像技术在乳腺肿块微钙化检出中的价值及临床意义 [J]. 中国超声医学杂志，2015, 31（8）: 690-693.

[10] 刘灿，沈严严. 超声新技术评估乳腺结节的研究进展 [J]. 中国中西医结合影像学杂志，2017, 15（2）: 241-244.

[11] 黄妮，朱才义. 超声成像新技术在乳腺癌诊疗中的应用进展 [J]. 临床超声医学杂志，2018, 20（6）: 51-54.